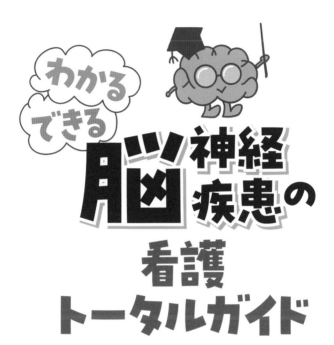

わかる できる 脳神経疾患の

看護 トータルガイド

脳画像によるアセスメントから
疾患の理解, 全身管理, リハビリテーションまで

監修 卯野木 健

編著 鎌田 佳伸

三輪書店

執筆者一覧

■監修

卯野木　健　　札幌市立大学 看護学部看護学科 成人看護学領域 教授

■編者

● 鎌田佳伸　　医療法人鴻仁会深瀬医院　集中ケア認定看護師

■執筆者(執筆項目順)

● 鎌田佳伸　　同上(担当項目「1.1」「1.2」「4.1」「5.1」)

● 中井結花　　医療法人鴻仁会深瀬医院　脳卒中リハビリテーション看護認定看護師(担当項目「1.3」「2.5」「4.4」「5.2」「5.3」)

● 杉山慎太郎　認知症対応型共同生活介護グループホーム陽気　施設長・脳卒中リハビリテーション看護認定看護師(担当項目「2.1〜2.4」「4.2」「4.3」)

● 石川千沙　　医療法人鉄蕉会亀田総合病院　摂食嚥下障害看護認定看護師(担当項目「2.6」)

● 秋山恭子　　香川大学医学部附属病院　クリティカルケア認定看護師(担当項目「3.1」)

● 生駒周作　　公立陶生病院　救命救急センター ER-ICU 看護師長　集中ケア認定看護師(担当項目「3.2」)

● 櫻本秀明　　日本赤十字九州国際看護大学 看護学部看護学科 クリティカルケア・災害看護領域　教授(担当項目「3.3」)

● 瀬谷陽子　　東京警察病院　集中医療センター　集中ケア認定看護師(担当項目「3.4」)

● 竹内真也　　長岡赤十字病院　救急病棟　看護係長　集中ケア認定看護師(担当項目「3.5」)

監修の言葉

　脳神経疾患が苦手な看護師は多いと感じる．その原因の一つに，脳神経疾患は，例えば循環器疾患と比較し，機器によりモニタリングできるものが少ない，ということがあるのではないかと推測している．例えば，循環器疾患であれば心電図を通して，心臓の電気的活動のモニタリングを簡便に，そして持続的に行うことができる．しかしながら脳神経疾患では，看護師自らがベッドサイドで所見を取りにいかないと何も得られない．

　では，どのような所見が必要なのか，そしてその所見をどのようにアセスメントするのか，ということが問われることになる．逆説的に言えば，看護師が取る所見が重要であるという点で，脳神経疾患の看護はやりがいのあるものであり，私もそのやりがいにはまったひとりである．

　本書では，編者の鎌田佳伸さんを中心に，脳神経のスペシャリストたちが執筆をしている．特に画像と病態を結びつけることは，脳神経のアセスメントには非常に重要なのだが，その点に関しても非常に詳細に，そしてわかりやすく記載されている．また，豊富な事例を用いて，実際のアセスメント例が記載されている点は，読者の理解を深めることにつながるだろう．

　さらに，脳神経疾患の全身管理まで述べられており，特に急性期での看護師にとって有用であろうと思う．加えて，リハビリテーションに関しても詳細に述べられている部分は，急性期のみならず，慢性期の看護師をも本書の対象にするであろう．全体的に，平易な表現で，かつ，イラストを多用し，わかりやすく記載しているため，この一冊があれば苦手を克服することにも役に立つし，また，比較的得意な看護師にも復習，あるいはより深めたい場合に役に立つであろう．

　本書が，多くの脳神経疾患に関わる看護師の救世主的なハンドブックとなり，また，それを通じて多くの患者さんに良いケアが届けられることができれば監修者としてこれ以上ない喜びである．そして，脳神経外科疾患の患者さんへの看護が好きになる看護師が増えることを祈っている．

札幌市立大学 看護学部　　卯野木　健

脳神経アセスメントの世界へようこそ

　集中治療に関わる仲間や病棟での看護実践の際，多くの看護師が「脳神経外科（脳外科）ってむずかしい」「頭の画像がよくわからない」と話しているのを聞くことがあります．たしかに私も脳外科病棟で勤務し始めた頃はまったく脳画像はよめませんでしたし，脳外科はむずかしいなと感じたものです．ただ解剖生理に治療や看護などさまざまなことを学ぶ中で，今は脳外科看護がちょっとだけわかってきました．その中で感じたことは脳外科看護師も，脳画像を読めたほうがよいということです．

　絶対に画像を読めなければいけないかと問われれば，絶対ではないけれど，読めたほうがいいと答えます．

　最近は患者の重症化回避・合併症予防・さらには患者のQOLの向上に多職種でのチーム医療が注目されています．さらにはタスクシフトやタスクシェアといった言葉も聴かれてきています．一昔前は医師や放射線技師が画像を読んで判断すればよかったかもしれません．しかし現在は多職種で取り組むことで，より正確な診断や治療へつなげることが標準的になりつつあります．看護師であっても一緒に取り組むことは可能ですし，またこれらの取り組みが私たちの「看護」につながるのだと感じています．画像を読むということは，患者の今の状態を知るだけでなく，今後起こるであろう事象を予測するツールとして看護を行ううえでの大きな武器になります．

　本書は，基本的な脳の解剖生理や治療だけでなく，異常の早期発見・重症化回避のための手法やリハビリテーションについて，そして2025年に向け地域包括システムまで，急性期だけでなく回復期・維持期までも網羅し，またさまざまな職種の方に役立ててもらえる内容となっています．札幌市立大学の卯野木健教授へお力添えをいただくとともに，エキスパートである執筆者たちのたくさんの知識と経験が詰まった一冊となっています．

　ぜひ日々の臨床にご活用いただき，患者の回復への一役を担うのに役立ててもらえれば，大変嬉しく思います．

執筆者を代表して
2022年12月　鎌田佳伸

第 4 章　身につける脳神経疾患の知識と看護のポイント

第 5 章　急性期から回復期までのリハビリテーションの実際

脳神経アセスメントに
役立つ脳画像

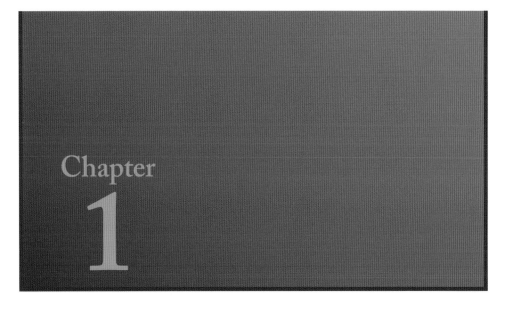

なぜ脳神経アセスメントに脳画像が必要か

　看護師である筆者がＳＣＵ（脳卒中ケアユニット）で勤務していた際，１日に何人もの患者が緊急搬送されていましたが，そのときに必ず行っていたことがあります．それは入院患者の脳画像を確認することでした．なぜ看護師である筆者が脳画像を読んでいたのか？それは，脳画像から脳神経アセスメントを行うことで，その患者の看護にとって多くのメリットがあるからです．

1）予後予測が立てられる

　看護師の中には医師ではないのだから画像を読む必要はないと考える人もいるかと思います．しかし，脳画像を確認することで，患者の障害の程度が把握できます．また，今後の治療や経過の予後予測を立てることができます．今後の治療計画について医師に確認し，早く準備ができたり，起こりうる症状への対策をあらかじめ看護計画に盛り込んだりすることができます．

2）異常の早期発見・早期治療につながる

　例えば数日前からなんとなく元気がなく食事が取れなかった高齢者がいたとします．感冒症状はなく，消化器症状も特に見られませんでした．口腔内や腋窩の乾燥がみられ食欲不振による脱水があったため入院加療となりました．このような患者に入院時にみられなかった麻痺が急に現れたり，また失語が現れたら，患者に何が起こっているのか外からうかがい知ることはできません．しかし，脳画像なら患者の頭の中をのぞくことが可能です．もし患者の脳画像で血管が狭窄していれば，狭窄部位により今後どんな症状が出る可能性があるの

かを考えることもできるため，注意して観察すべきポイントも理解できるようになります．脳画像を見ることができれば，今患者に見られていない症状でも，予測し重篤化の回避につなげることにつながります．

3）個別性の高い看護ケアを提供できる

　脳画像を活かした脳神経アセスメントを行うことで，患者の全身状態のみならず，疾患による失語症，認知機能の低下といった高次脳機能障害にも対応した看護ケアにつなげることができます．これにより，患者の状態に応じた個別性の高い看護ケアが提供できます．

4）脳フィジカルアセスメントに役立つ

　脳神経のフィジカルアセスメント（脳フィジカルアセスメント）は脳神経外科で勤務していると必須となる技術です．意識状態や麻痺の観察，瞳孔の観察など，脳フィジカルアセスメントに必要な観察項目はさまざまあります．フィジカルアセスメントを理解するうえで根拠とつなげることの重要性はさまざまな書籍などでいわれていると思いますが，さらに脳画像と照らし合わせることで，非常に理解しやすくなると思います．

　運動神経のみならず，瞳孔所見や言語障害などの，さまざまな症状は脳画像で損傷部位を見ることでつながり，アセスメントへ活用することができるようになります．

　脳神経外科分野での看護を行っていくうえで，意識障害の評価を正確に行うことは非常に重要です（Memo❶）．意識障害を正確に評価できなければ，異常の早期発見が遅れ，異常の早期発見が遅れれば，患者に生命にかかわらなくても後遺症が残る可能性が高くなります（後述しますが，脳卒中では治療開始に時間制限のあるものがあります）．逆に，早期に発見できれば早期に治療を行い予後も良好にできるというわけです．

意識を正常に保つ原理って？

意識を保つメカニズムを知っておこう

意識が正常に保たれているということは，自己の周囲の環境を正しく認識し，周囲の環境に対して正しく反応ができる状態のことです．意識を正常に保つためにポイントとなるのが「脳幹網様体」と「視床」です．意識を維持するメカニズムについては，脳幹網様体と上行性毛様体賦活系が関係しているといわれています．外からの刺激は目・耳・手・足から情報の伝導路である脳幹網様体へと伝わり，それらの情報は視床を通して覚醒の状態維持・認知・思考・行動などに関与する大脳皮質へと伝わっていきます．これらの一連の伝達が正常に行われることで，意識が正常に保たれるのです．意識障害が起こるときには，この一連の伝達が障害されている可能性が高いと考えられます．

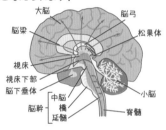

脳幹網様体は中脳・橋・延髄の後方に位置した神経細胞の集まりです．人間が意識を保ち，意識レベルを調節するために重要な役割を担っています．
→上行性網様体賦活系
■脳幹網様体神経線維が分布している部分

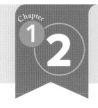

意識障害の評価を確実にできるようになる

❶意識障害を評価するツール

意識障害の評価で，現在よく使われているツールはJCS，GCS，ECSです．ここではそれらに加えて，FOUR score も紹介します．

ツールを使う一番大きなメリットは，ツールを使うことで看護師が正しい意識評価を行うことができるとともに，タイムリーに医師へ情報を伝えられることです．また他職種との情報共有にも有効です．

ただし，各ツールの特徴，評価方法，そしてメリットとデメリットを正しく理解して使用しなければ，優れたツールを使用しても意味がなくなってしまいます．

ツールの評価方法とメリット・デメリットを見ていきましょう．

1. Japan Coma Scale（JCS）

以前は 3-3-9 度方式とよばれていた評価ツールで，覚醒度のみで評価する方法です（表1-2-1）.

JCS の特徴は，評価が大まかに 3 段階に分けられていることです．1 桁は非緊急レベル，2 桁は緊急レベル，3 桁は蘇生レベルです．JCS は簡便であり，救急現場でも使われており，使用しやすいツールですが，評価者間でのばらつきがあるともいわれています．

表 1-2-1　JCS

Ⅰ　刺激しないでも覚醒している状態
1. だいたい意識清明だが今ひとつはっきりしない
2. 見当識障害はある
3. 自分の名前，生年月日が言えない

Ⅱ　刺激すると覚醒する状態
10. 普通の呼びかけで容易に開眼する
20. 大きな声または体を揺さぶると開眼する
30. 痛み刺激を加えつつ，呼びかけを繰り返すとかろうじて開眼する

Ⅲ　刺激しても覚醒しない状態
100. 痛み刺激に対し，払いのけるような動作をする
200. 痛み刺激で少し手足を動かしたり，顔をしかめたりする
300. 痛み刺激に反応しない

表 1-2-2　GCS

観察項目	反応	スコア（点）
開眼 (E) eye opening	自発的に	E4
	呼びかけにより	3
	痛み刺激により	2
	開眼しない	1
最良言語反応 (V) best verbal response	見当識あり	V5
	混乱した会話	4
	不適当な言葉	3
	理解不能な音声	2
	発語しない（気管挿管・気管切開）	1
最良運動反応 (M) best motor response	命令に従う	M6
	痛み刺激などに合目的的な運動をする	5
	逃避反応としての運動	4
	異常な屈曲（除皮質硬直）	3
	異常な伸展（除脳硬直）	2
	まったく動かさない	1

2. Glasgow Coma Scale（GCS）

　GCS は意識を開眼（E），最良言語反応（V），最良運動反応（M）の 3
項目で評価します（表1-2-2）．最低点 3 点，最高点 15 点となり，点

数が低いほど昏睡が強くなります．一般的には 8 点以下は「切迫する意識障害」とされ，早急な治療が必要とされる可能性が高いといわれています．GCS は JCS と異なり，言語・運動反応を評価できる点で優れていますが，JCS よりも評価がむずかしいと話される人が多いと感じます．そこで各項目について評価のポイントを見ていきましょう．

開眼 (E)

「開眼する」とは，刺激を与えない状態で 15 秒以上開眼を保つことができる状態をいいます．15 秒以内に閉眼してしまう場合は，E の項目は 3 点以下となります．

最良言語反応 (V)

最高点は 5 点で見当識（Memo❶）がなければ 4 点以下となります．よく悩む部分は V2 と V3 の違いだと思います．実はそれほどむずかしく考える必要はありません．V2 は「あー」や「うー」といった発声です．それに対し V3 は言葉を言えます．このことを理解しておけば悩む場面は少ないのではないでしょうか．

最良運動反応 (M)

最良運動反応の評価方法では，まず患者に指示に従ってもらうよう説明しましょう．指示は例えば「手を握ってください」「手を離してください」など 2 段階ですることが重要です．これは前頭葉障害による反射との区別をするためです．手足に麻痺などがあったり，切断などで四肢が欠損している場合などは，「目を閉じてください」「目を開けてください」といった別の指示で評価していきます．

また痛み刺激を与える場合には，M3 の「異常な屈曲」との区別をするため，2 か所刺激を加えます．

GCS は習得するまでに訓練が必要です（Memo❷）．筆者の GCS の最良運動反応 (M) の覚え方・練習のしかたを示していますので，参考にしてください（図1-2-1）.

図1-2-1　JCSの最良運動反応（M）の覚え方の例

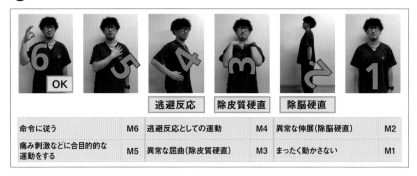

| 命令に従う | M6 | 逃避反応としての運動 | M4 | 異常な伸展（除脳硬直） | M2 |
| 痛み刺激などに合目的的な運動をする | M5 | 異常な屈曲（除皮質硬直） | M3 | まったく動かさない | M1 |

Memo ❶

見当識ってよく聞くけど何ですか？

見当識とは「人」「時」「場所」が認識されていることを指します．これら3つが答えられれば見当識が保たれていると評価できます．「人」は他者認識のため，その人の名前が言えなくても例えばその人の職業である医療者と答えられれば正当とします．「時」は何月かが答えられれば正当です．最後に「場所」は，住所が出なくても病院にいることなどがわかれば正当とします．

Memo ❷

最良運動反応の項目で左右の動きが違う場合はどう評価したらよいですか？

左右の四肢で点数が異なり迷った際（片麻痺がある，異常伸展と異常屈曲が同時に出た）は，最良の運動反応なので，良いほうの点数を評価点数とします．

---

3. Emergency Coma Scale(ECS)

　ＥＣＳはＪＣＳとＧＣＳの欠点である評価者間の違いや簡便性が改善されたツールで，2003年に登場しました（**表1-2-3**）．ＥＣＳは

JCS の 3 桁の大分類の構成はそのままで，1 桁，2 桁は 2 段階のみになっています．また 3 桁の意識レベルの評価は，脳幹の障害を表す除脳硬直，除皮質硬直を含む 5 段階に分けられています．個人的にはとても使いやすいスケールだと感じます．ただし，ＪＣＳ，ＧＣＳに比べ認知度は高くない点と，評価者間の違いが改善されているのかについては，今後検証されていく必要があると感じます．

表 1-2-3　ECS

Ⅰ　覚醒している(自発的な開眼，発語，または合目的的な動作)
1. 見当識あり
2. 見当識なしまたは発語なし
Ⅱ　覚醒できる(刺激による開眼，発語または従命を見る)
10. 呼びかけにより
20. 痛み刺激により
Ⅲ　覚醒しない **(痛み刺激でも開眼，発語および従命なく運動反応のみを見る)**
100L. 痛みの部位に四肢を持っていく，払いのける
100W. 引っ込める (脇を開けて)または顔をしかめる
200F. 屈曲する (脇をしめて)(除皮質硬直)
200E. 伸展する (除脳硬直)
300. 動きがまったくない

L：localize(部位の固定)　W：withdraw(逃避)　F：flection(屈曲)　E：extension(伸展)

4．FOUR score

FOUR score (full outline of unresponsiveness score) は近年注目されているツールです **(表1-2-4)**．4 つの項目からなり，各項目は 0 ～4 までの 5 段階評価となります．点数が高いほど意識状態が良いことが示されます．

FOUR score は，GCS に比べ評価者間一致率に優れ，予後指標としても優れているとされています．また言語評価を除外することで，気管挿管している患者へも対応することが可能となっています．

このスコアを使うことで，意識障害 **(Memo❸)** の評価ができる点が注目されていますが，まだ広く認識されていない現状もあります．

表 1-2-4　FOUR score

観察項目	反応	スコア
眼の反応 (eye response)	開眼しているか，指示に応じて開眼，追視，瞬きをする	E4
	開眼しているが追視しない	3
	閉眼しているが大きな声により開眼する	2
	閉眼しているが痛みで開眼する	1
	痛みを加えても開眼しない	0
運動反応 (motor response)	親指を立てる，拳を握る，ピースサインをする	M4
	痛みを加えた場所に四肢を持っていく	3
	痛みに対して屈曲反応をみる	2
	痛みに対して伸展反応をみる	1
	痛みに対して反応なし，または全身性ミオクローヌス状態を示す	0
脳幹反射 (brainstem reflexes)	瞳孔および角膜反射がみられる	B4
	一側瞳孔散大し，固定している	3
	瞳孔または角膜反射消失	2
	瞳孔および角膜反射消失	1
	瞳孔・角膜・咳反射消失	0
呼吸パターン (respiration pattern)	挿管されておらず，規則的呼吸	R4
	挿管されておらず，チェーンストークス呼吸	3
	挿管されておらず，不規則呼吸	2
	人工呼吸器で設定された換気量の律動を超えて呼吸している	1
	人工呼吸器で設定された換気量で呼吸しているか，無呼吸	0

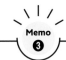

Memo
❸

意識障害を呈する原因は？

意識障害の原因疾患はさまざまありますが，脳神経系疾患が原因であるものは30％程度といわれています．意外と少ないと思いませんか？

では脳神経疾患以外に意識障害の原因疾患にはどのようなものがあるのでしょうか．それらを理解するには「AIUEOTIPS（アイウエオチップス）」の表を使いましょう．この表から意識障害の原因となる疾患はさまざまあることがわかります．

AIUEOTIPSは，急性期だけでなく慢性期・回復期にかかわる者にとって非常に重要なものです．特に低血糖や電解質異常は不可逆的な脳障害を起こすこともあり，早急に処置が必要となるため重要です．意識障害を見つけた際には，このAIUEOTIPSに沿って原因探索することをお勧めします．

AIUEOTIPS

A	alcohol	急性アルコール中毒，ウェルニッケ脳症
I	insulin	低血糖，高血糖
U	uremia	尿毒症
E	encephalopathy electrolytes	髄膜炎，脳炎，肝性脳症 電解質異常
O	oxygen overdose	低酸素血症，高二酸化炭素血症，一酸化炭素中毒 薬物中毒
T	trauma temperature	外傷 体温異常（熱中症・低体温症）
I	infection	感染症
P	psychiatric	精神疾患
S	shock，seizure stroke	ショック，てんかん 脳卒中（脳梗塞，脳出血，クモ膜下出血）

押さえておきたい脳画像の基礎知識

担当患者のカルテで画像所見を開くと，たくさんの脳画像が出てきて，「どれを見たらいいの？」「どこが異常なの？」となります．筆者も，いまだに解説書を片手に脳画像とにらめっこです．でも，そうするのはじっくり画像を見る時間があるときだけです．救急搬送された患者を目の前にして，本とにらめっこでは困ってしまいます．では，どうしたらよいのか．筆者はよく後輩に「ざっくりわかればいいんだ」と言っています．

そのざっくりを説明していきます．

❶脳画像を見る流れ─どの脳画像を見たらよいか

脳卒中は，①脳の血管が狭窄・閉塞することで生じる**脳梗塞**，②一過性脳虚血発作などの**虚血性脳卒中**，③脳動脈瘤の破裂や高血圧などにより脳の血管が破れて生じる脳出血やクモ膜下出血などの**出血性脳卒中**に分けられます．

脳卒中の症状には特徴があり，その症状から「損傷の部位」が予測できるため，その部位の脳スライス画像をまず見るようにします．

筆者の経験上，脳卒中により臨床で多く見られる症状は，意識障害，運動麻痺，瞳孔不同，失語症，注意障害，半側空間無視です．例えば，筆者の救急搬送時の経験ですが，患者に声をかけた時に失語症状がみられた場合は「左（脳）病変！」と頭に浮かべ，右上下肢の運動麻痺レベルを観察します．そして，左MCA閉塞を疑い，付き添いの方に最終健常時刻を確認するなど，静注血栓溶解（rt-PA）療法*1を視野に入れて動きます（この場合，側脳室〜大脳基底核レベルのスライス画像を注意して見ます）．

脳出血か脳梗塞かは検査をしないとわかりませんが，脳梗塞である

場合は，rt-PA 療法[1)2)]が開始できるかは時間との勝負になります．
rt-PA療法の適応の判断が必要な脳梗塞では発症からの時間が重要です．rt-PA療法の適応は最終健常時刻から 4.5時間以内とされています．「発症してからどれくらい時間が経過しているのか」により治療方針が決定し，それが生命予後や機能予後にも影響を及ぼします．その発症からの時間も，脳画像から推測することが可能です（23頁「ポイント⑥DWI-FLAIR ミスマッチ」参照）．検査搬送までの少ない時間の中でも先を予測し，できるかぎり情報収集を行います．

　また，画像で「損傷の程度」を把握したら，「悪化する可能性があるのか？」を予測します．

　このようにざっくりと画像を読めると，患者の「いま」がわかって「先」を予測する看護ができるのです．まさしく異常の早期発見・早期治療です．

＊1 rt-PA療法：rt-PA（recombinant tissue-type plasminogen activator，アルテプラーゼ）製剤による血栓溶解療法．脳梗塞を起こしてから4.5時間以内が治療の適応となる．

❷この画像を見れば病態と病気がわかる ─MRI と CT，MRA

　脳の画像検査といえば，CT検査やMRI検査，脳の血管を見るMRA検査などが代表的です．それぞれの検査の特徴と，脳がどのように見えるのか，基本をおさえていきましょう．

　画像の断面図には体軸断面（水平断面），矢状断面，冠状断面があります（**図1-3-1**）．

図1-3-1　画像の断面（MRI-T1WI）

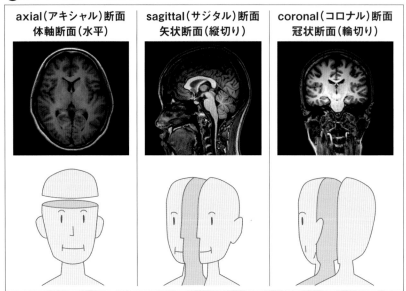

axial（アキシャル）断面 体軸断面（水平）	sagittal（サジタル）断面 矢状断面（縦切り）	coronal（コロナル）断面 冠状断面（輪切り）

1. CT検査の特徴とポイント

　CT（computed tomography）検査は短時間で脳や骨の情報を得ることができ，出血した部分は白く見え，脳出血の直後に撮影してもわかります（**図1-3-2**，16頁）．しかし脳梗塞の超急性期を CT検査ではっきりと捉えることはできません．そのため，CT検査で異常がないからといって脳梗塞ではないとは言い切れません．発症の経過や臨床症状から脳梗塞を疑う場合は，MRI検査が必要となります．

CT検査の特徴
- ●速い（撮像時間が短い）
- ●出血がよくわかる
- ●ペースメーカー挿入の患者に対応できる
- ●脳梗塞は数時間経過しないとわからない
- ●被曝する

CT画像のざっくりポイント

ポイント①　骨は分厚い白

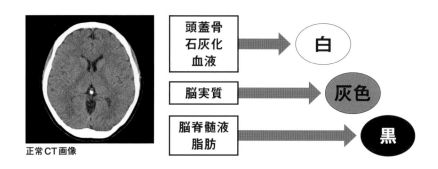

正常CT画像

頭蓋骨
石灰化
血液　➡　白

脳実質　➡　灰色

脳脊髄液
脂肪　➡　黒

ポイント②　脳梗塞は黒！

脳梗塞　　　　　　脳出血　　　　クモ膜下出血

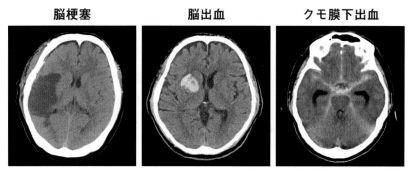

脳実質より黒い　➡　低吸収域　➡　虚血　➡脳梗塞
脳実質より白い　➡　高吸収域　➡　水　➡脳出血

図1-3-2　さまざまな脳出血の CT 画像

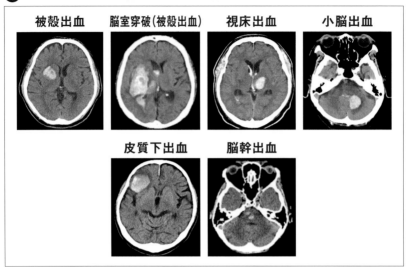

被殻出血　脳室穿破(被殻出血)　視床出血　小脳出血

皮質下出血　脳幹出血

2. CT画像を治療に活かす—エキスパート編

「Time is brain(タイム・イズ・ブレイン)」

発症から血行再建まで1秒も無駄にしない，時間の損失は脳機能の損失につながることを表した言葉で，脳梗塞の治療は時間との勝負です．

『脳卒中治療ガイドライン2021』[3]では血栓溶解療法[*2]の適応外の項目に「広範な早期虚血性変化」とあります．早期虚血性変化が広がるほど，血栓溶解療法後の症候性頭蓋内出血の危険が高くなる可能性があるためです．

超急性期[*3]の脳梗塞はDWI(22頁「ポイント⑤DWI：拡散強調画像」参照)を撮像することがいちばんですが，すべての施設が24時間DWIを撮像できるMRIを稼働しているわけではありません．DWIが撮れなくともCT 検査のみで脳出血を否定し，かつ脳梗塞の可能性の有無を探し，血栓溶解療法が可能であるかを評価することができます．

*2 血栓溶解療法：動脈に詰まった血栓を薬物で溶かす治療法．発症から治療までの時間が短いほど効果は高くなる．
*3 超急性期：発症から治療にいたる時間がきわめて短くなければならないときの区分．脳梗塞の治療には発症から時間単位の緊急性がある．

1）early CT sign

CT検査で発症直後の脳梗塞を見つけることは困難ですが，広範な脳梗塞では発症数時間以内にCT画像上で早期虚血性変化（early ischemic change；EIC）を認めることがあり，これをearly CT sign（早期虚血サイン）といいます[4]（図1-3-3）．しかし，軽微な変化であるため，専門医でも判別困難なときがあります．

図1-3-3　early CT sign の所見

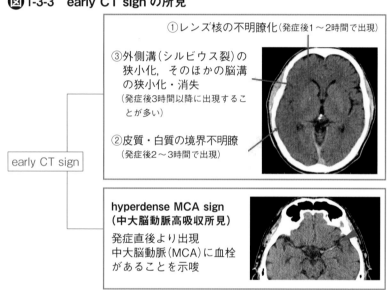

early CT sign

①レンズ核の不明瞭化（発症後1〜2時間で出現）

③外側溝（シルビウス裂）の狭小化，そのほかの脳溝の狭小化・消失（発症後3時間以降に出現することが多い）

②皮質・白質の境界不明瞭（発症後2〜3時間で出現）

hyperdense MCA sign（中大脳動脈高吸収所見）
発症直後より出現
中大脳動脈（MCA）に血栓があることを示唆

2）ASPECTS

ASPECTS（Alberta Stroke Program Early CT Score）[5)6]はrt-PA療法の適応外項目の「広範囲な早期虚血性変化」を，画像で客観的に評価するための方法です．

CT画像にて，レンズ核と視床を通る体軸断面（軸位断）と，それより約2cm頭側のレンズ核が見えなくなった最初の断面の2断面を用い，中大脳動脈領域を10領域に区分（図1-3-4）し，それぞれの領

域の早期虚血性変化の有無に基づき，10点満点の減点方式で，病変範囲をスコア化します[6]．レンズ核-視床レベルで7点分も評価します．このレベルの断面には重要な働きをする領域が多くあります．

これまでは中大脳動脈（MCA）領域の1/3に虚血が見られる場合，合併症が高頻度で起きるという1/3 MCAルールが用いられていましたが，近年はこれに代わり，rt-PA療法の適応判定にASPECTSによる評価が頻用されています[6]．

一般にASPECTS 7点がMCA領域の1/3の虚血に相当するとされています．ASPECTS 8点以上が転帰良好となっていて，血栓溶解療法後の症候性脳内出血，3か月後の自立の有用な予測因子でもあります．

※ASPECTSには，ASPECTS-DWI（**Memo❶**），DWI-FLAIRミスマッチ（23頁「ポイント⑥ DWI-FLAIRミスマッチ」参照），MRA-DWIミスマッチなどもあります．

図1-3-4　ASPECTSの10領域および深部白質

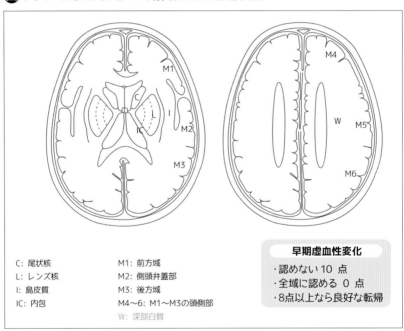

C: 尾状核　　　　M1: 前方域
L: レンズ核　　　M2: 側頭弁蓋部
I: 島皮質　　　　M3: 後方域
IC: 内包　　　　 M4～6: M1～M3の頭側部
　　　　　　　　 W: 深部白質

早期虚血性変化
・認めない 10 点
・全域に認める 0 点
・8点以上なら良好な転帰

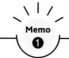

ASPECTS-DWI

・脳卒中の超急性期ではCT検査ではなくMRI検査を第一選択とする施設も多いです．
・MRI検査によるDWI（拡散強調画像）は CT検査ではわからない白質の虚血病変を描出できるため，ASPECTS に深部白質（W）を加えた 11 点満点で評価します（図1-3-4）．

3. MRI 検査の特徴とポイント

　脳梗塞やさまざまな異常の抽出にはMRI（magnetic resonance imaging）検査が向いています．MRI検査には数種類の撮影方法があります（表1-3-1）．中でもDWI（拡散強調画像）[*4]は脳梗塞発症後，最短約 40 分ほどで，梗塞像を描出できるといわれています（22頁）．しかし，DWI でも 1 時間以内に描出されない場合もあり，脳卒中を疑う症状がある場合は，医師と治療方針をしっかりと確認します．

　MRI 検査は，大きい磁石と電波を使うため，患者によっては検査を行うことができない場合があります（Memo❷）．

表 1-3-1　さまざまな MRI 検査

T1WI	T1 強調画像（T1 weighted image）
T2WI	T2 強調画像（T2 weighted image）
T2*	T2 スター強調画像（T2 star weighted image）
FLAIR 像	水抑制画像（fluid attenuated inversion recovery）
DWI[*4]	拡散強調画像（diffusion weighted image）

＊4 DWI（拡散強調画像）：diffusion weighted image．組織内の水分子の動き（拡散現象）を MRIにより画像化した検査法．水分子の動きのあるもの（拡散するもの）は低信号となるが，水分子の動きがない脳梗塞は高信号となる．CT検査と比較し，超急性期の脳梗塞を検出するのに適している．

MRI 検査前に確認すること

心臓ペースメーカーを装着している，脳動脈クリップなど体内に金属がある場合は体内の金属が動いてしまう可能性があるため，MRI 検査は行えません．補聴器や人工内耳，薬剤浸透性絆創膏*5，マスカラやカラーコンタクトも不可であるため，確認が必要です．しかし，患者に意識障害や高次脳機能障害があったり，高齢であったり，また家族が救急搬送でパニックになっていたり，正確な聞き取りができないことも少なくありません．そのような患者では MRI 検査のチェックリストを使用しながら，全身を確認する（背中に湿布や絆創膏を貼っていることがある），動揺している相手に寄り添うなどして，しっかりと対応します．

最近の脳動脈クリップはチタン，コバルトクロム合金（Elgiloy®）製などで MRI 検査対応となっていますが，1.5 テスラは可能でも 3.5 テスラは未保証の場合もあるため，医師に確認しましょう．ドレーンやリザーバーマスクは使用可能ですが，シャントチューブについては検査後，専門医による圧調整が必要なものがあります．

＊5　薬剤浸透性絆創膏：経皮吸収型の貼付薬．そのなかには伝導性のある金属を含むものがあり，ニトロダーム®（ニトログリセリン），ニュープロパッチ®（ロチゴチン），ニコチネル TTS®（ニコチン）などは貼付したまま MRI 検査を受けると，その部位に火傷を起こす危険がある．

MRI 検査の特徴
- 被曝しない
- 虚血強度が強いほど，早期に異常所見が出現する
- 時間がかかる
- 体内金属や心臓ペースメーカーが挿入されていると撮像できない

MRI検査のざっくりポイント[7)]

ポイント① T 1 W1：T 1 強調画像

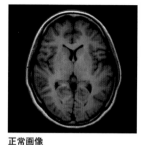

正常画像

MRI の基本画像
脳のしわなど解剖学的構造がわかりやすい

黒　　濃い灰色　　薄い灰色
髄液　　灰白質　　白質

ポイント② T 2 W1：T 2 強調画像

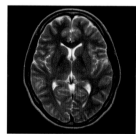

正常画像

脳浮腫がよくわかる
脳のしわなど解剖学的構造がわかりやすい

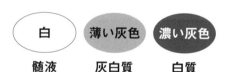

白　　薄い灰色　　濃い灰色
髄液　　灰白質　　白質

ポイント③ T 2*：T 2*強調画像

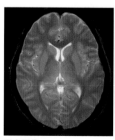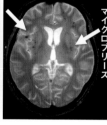

正常画像

マイクロブリーズ

マイクロブリーズ
（微小脳出血）がよくわかる

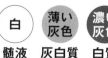

白　　薄い灰色　　濃い灰色　　黒
髄液　　灰白質　　白質　　出血

　微小脳出血（cerebral microbleeds；CMBs）とは脳MRIなどで見られるごく微量の出血痕のことをいいます.

微小脳出血は高齢者や高血圧・糖尿病・脳卒中の既往・腎機能障害などにより発症リスクが高まるとされています．また脳アミロイド血管症といわれるアミロイド蛋白が血管に沈着することも原因となるとされています[8]．

　またCMBsを起こした患者では，将来の脳梗塞や脳出血の発症リスクが高まるとの報告もあります．私たちアジア圏の人種では脳出血のリスクが増加するようです．

　CMBsは認知症にも関連があるとされており，特にアルツハイマー型認知症患者では，その30％がCMBsを保有しているとされています[9]．したがってCMBsを発見し，高血圧などの基礎疾患を適切に治療することが脳卒中の発症ならびに認知症発症を抑制するために重要と考えられます．

ポイント④ FLAIR：水抑制画像

　梗塞痕や慢性虚血は白く見え，脳の萎縮部分は黒く見えます．病変だけでなく，加齢や古い病変による脳萎縮を確認することで，看護計画に役立てることができます．

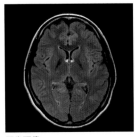
正常画像

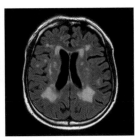
多発脳梗塞例

・脳溝や脳室の病変を捉える
・脳梗塞を発症後4〜6時間で描出

黒

髄液

ポイント⑤ DWI：拡散強調画像

　発症後1時間以内の早期虚血性変化を抽出できます．新しい脳梗塞の判断がつきます．

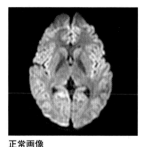

正常画像

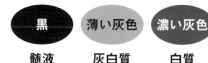

・骨が映らない
・最短で発症後40分ほどで脳梗塞が
　白く描出される

黒	薄い灰色	濃い灰色
髄液	灰白質	白質

ポイント⑥ DWI-FLAIR ミスマッチ

　DWI-FLAIR ミスマッチとは，DWI 陽性病変の大きさと FLAIR 陽性病変の大きさの差異を用いた早期虚血性変化の診断法です．発症時刻が不明な脳梗塞の評価に有用とされています．DWI で見られ（高信号），FLAIR で見られない（等信号）と，脳梗塞発症4.5時間以内と判断し，rt-PA 療法の適応となります．

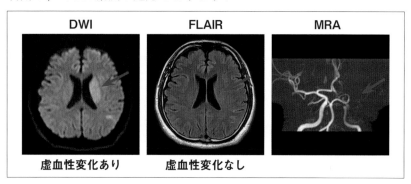

DWI	FLAIR	MRA
虚血性変化あり	虚血性変化なし	

DWI-FLAIR ミスマッチの例

DWI で梗塞部位が白く描出されている．
この部位が FLAIR でも白く描出されていた場合➡脳梗塞が起きてから 4.5 時間経過している，変化がない場合➡4 〜 5 時間以内である．
脳梗塞の rt-PA 療法は最終健常時刻から 4.5 時間以内とされており，このケースでは，FLAIR に変化がないため，rt-PA 療法ができる可能性がある．

4. MRA の特徴とポイント

　MRA（magnetic resonance angiography）は，MRI を用いて脳・頸部の血管形態情報を画像化したもので**（図1-3-5，25頁）**，造影剤な

どを使用しなくても脳血管を描出することができるため，造影剤によるアレルギー反応の危険性も低く，また非侵襲的です．

MRAは脳動脈瘤や脳動脈の狭窄・閉塞などの検出に有効です．未破裂脳動脈瘤があれば出血性病変の発症に注意し，血管狭窄があれば，脳血流の低下による神経脱落症状*6，意識レベルの低下，また脳梗塞の発症に留意します．特に血管狭窄がある場合，むやみやたらに降圧することは脳梗塞のリスクになります．

3D-CTA (three-dimensional computed tomography angiographyは，造影剤を急速に静脈内投与しCTで撮影する検査方法で，脳の血管を立体構造として三次元に描き出すことができます(**図1-3-6**, 26頁)．脳動脈瘤の検出に優れているとされ，また通常の脳血管造影に比べ、動脈瘤が破裂する危険性は低いといわれています．

ただし、穿通枝などの細血管の描出は困難で，放射線被曝の問題，造影剤による副作用といったデメリットもあります。

*6 神経脱落症状：神経伝達がなんらかの原因により障害されることにより起こる症状．障害される部位によって症状はさまざまである．

1）脳主幹動脈とウィリス動脈輪
・・

脳への血流は前方循環（内頸動脈系），後方循環（椎骨脳底動脈系）の2とおりに分かれています．主幹動脈は，脳底部で相互に吻合してウィリス動脈輪を形成しています．互いに交通しているため，内頸動脈系，椎骨脳底動脈系が閉塞しても側副血行路として機能します．ウィリス動脈輪の構成要素は5つで，中大脳動脈は含まれません(**図1-3-5**), (**図1-3-6**)．

実際の血管は左右対象ではなく，低形成（一方が他方に比べて細い）の場合もあるなど，人それぞれです(**Memo❸**)．

図❶1-3-5　脳主幹動脈とウィリス動脈輪のMRA画像

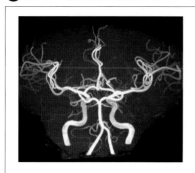 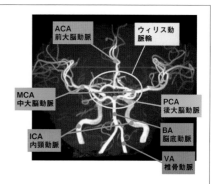

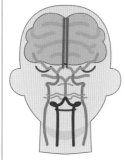

【前方循環】
- 内頸動脈：ICA（internal carotid artery）
- 中大脳動脈：MCA（middle cerebral artery）
- 前大脳動脈：ACA（anterior cerebral artery s ）

【後方循環】
- 椎骨動脈：VA（vertebral artery）
- 脳底動脈：BA（basilar artery）
- 後大脳動脈：PCA（posterior cerebral artery）
- 後交通動脈：P-com（posterior communicating artery）

ウィリス動脈輪の構成要素
❶前交通動脈（A-com）❷前大脳動脈（ACA）❸内頸動脈（ICA）
❹後大脳動脈（PCA）❺後交通動脈（P-com）

Memo
❸

血管の低形成
—

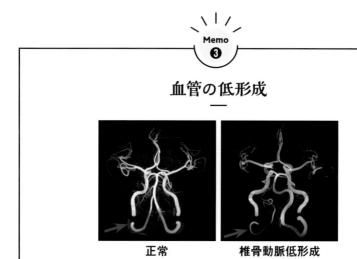

正常　　　　　　　　椎骨動脈低形成

図1-3-6　脳主幹動脈とウィリス動脈輪の3D-CTA

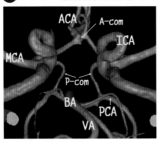
足元から見た画像

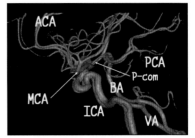
横からみたときの血管画像

内頸動脈（ICA）	総頸動脈から分岐した動脈．眼動脈，後交通動脈，前脈絡叢動脈を分枝し，前大脳動脈，中大脳動脈に分かれる．
中大脳動脈（MCA）	レンズ核線条体動脈を分枝する．
前大脳動脈（ACA）	左右の前大脳動脈をつなぐ前交通動脈を分枝する．
前交通動脈（A-com）	左右の前大脳動脈を交通する．
椎骨動脈（VA）	前脊髄動脈，後下小脳動脈を出し，延髄の上縁で1本の脳底動脈となる．
脳底動脈（BA）	前下小脳動脈や上小脳動脈を分枝し，脳幹への小さな穿通枝を出す．橋の上縁で，左右の後大脳動脈に分かれる．
後大脳動脈（PCA）	後交通動脈，視床穿通動脈，視床膝状体動脈などを分枝する．
後交通動脈（P-com）	後大脳動脈と内頸動脈の連絡路．

❸大脳の脳血管支配領域と脳画像

1．大脳半球

　大脳は脳の80％を占め，大脳縦裂により左右の半球に分かれます．大脳半球は，中心溝，外側溝，頭頂後頭溝を境に，前頭葉，側頭葉，頭頂葉，後頭葉の4つの葉に分けられます．

　大脳皮質の各領域が身体の各部の機能を担っています（**図1-3-7**）．

大脳の部位別役割

一次運動野	錐体路のスタート地点
運動前野	一次運動野の補助
前頭前野	思考や判断，記憶など高度な知的活動の中枢
左側（下前頭回の弁蓋部と三角部）	運動性言語野（ブローカ野）

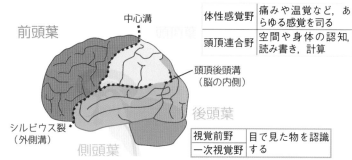

体性感覚野	痛みや温覚など，あらゆる感覚を司る
頭頂連合野	空間や身体の認知，読み書き，計算

視覚前野	目で見た物を認識する
一次視覚野	

一次聴覚野	聴覚
側頭連合野	物の認知機能（物や人）
左側（上側頭回の後方）	感覚性言語野（ウェルニッケ野）
海馬（内側）	記情や情動

図 1-3-7　ペンフィールドマップ（体部位局在性）

左が中心前回（運動野），右が中心後回（感覚野）の機能局在を示す.

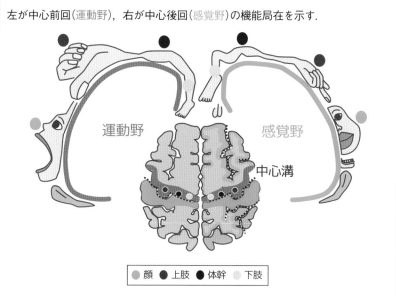

手の動きにかかわる大脳皮質が損傷されると手の動きが障害されます. 大脳皮質で「話す」「手を動かす」の領域がとても発達していますね，これ大事です！

2．大脳の脳血管支配のざっくりポイント

大脳の脳血管支配をざっくりまとめますと次のようになります．

- **中大脳動脈**は前頭葉，側頭葉，後頭葉の外側面（中・下前頭回，眼窩回の外側面，中心前回，中心後回，下頭頂小葉など）などを栄養します．
- **前大脳動脈**は前頭葉，側頭葉，頭頂葉の内側面（眼窩回の内側部，中心前回の内側部，帯状回など）などを栄養します．
- **後大脳動脈**は後頭葉と側頭葉（海馬傍回など）を栄養します．
- 脳画像の水平断でみたとき，**前大脳動脈**が正中領域，**中大脳動脈**が外側領域，**後大脳動脈**が背側領域，**前脈絡叢動脈**が内側領域を養います．

ポイント① 中心溝レベルの血管支配

- 一次運動野の下肢領域と補足運動野は前大脳動脈によって，一次運動野の上肢領域や運動前野は中大脳動脈によって栄養されています．
- 半卵円中心（側脳室の上の部分で，大脳の水平断面では卵を半分に割った形にみえる）レベルの画像では，後大脳動脈に栄養されている後頭葉上部が見えます．

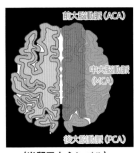

〈半卵円中心レベル〉

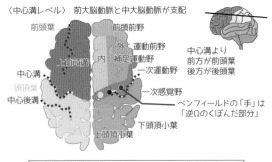

ポイント② 側脳室体部（ハの字）レベルの血管支配

- 島が見えないレベルです．
- 放線冠や上縦束は中大脳動脈に支配されています．
- 下頭頂小葉（縁上回＋角回）は中大脳動脈からの分枝により栄養されています．

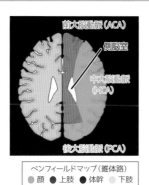

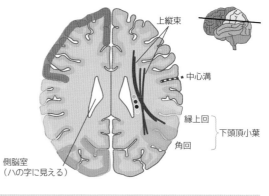

ポイント③ 大脳基底核レベルの血管支配

- レンズ核（被殻＋淡蒼球），線条体（尾状核＋被殻）は中大脳動脈からのレンズ核線条体動脈（被殻出血の出血源として有名）が栄養しています．

- 島回は中大脳動脈の分枝により栄養されています．

- 淡蒼球（の内側部分），扁桃体（の後半部分）は前脈絡叢動脈の分枝が栄養しています．

- ウェルニッケ野とブローカ野は中大脳動脈の支配領域です．

- 視床（後外側腹側核）は後大脳動脈などからの分枝である視床穿通動脈，視床膝外体動脈（ともに視床出血の原因動脈として知られます）が栄養しています．視床は感覚神経路として重要です．

- レンズ核を内側から包んでいる内包の後脚（錐体路の一つ）は，前脈絡叢動脈が栄養しています．

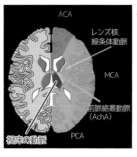

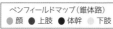

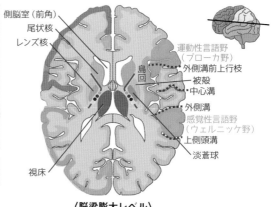

〈脳梁膨大レベル〉

29

・扁桃体，海馬（側頭葉の内側領域）は前脈絡叢動脈の分枝が栄養しています．

・錐体路として重要な中脳大脳脚は後大脳・上小脳・前脈絡叢動脈から分岐する細動脈により栄養されています．

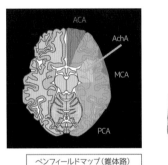

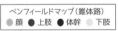

ペンフィールドマップ（錐体路）
● 顔 ● 上肢 ● 体幹 ● 下肢

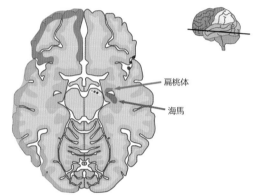

扁桃体
海馬

・橋は脳底動脈の分枝により栄養されています．

・小脳は，椎骨脳底動脈系の小脳動脈に栄養されています．

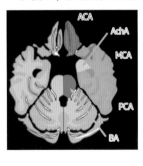

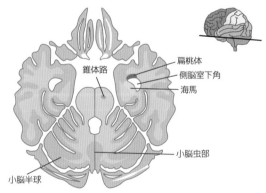

錐体路
扁桃体
側脳室下角
海馬
小脳虫部
小脳半球

・延髄の外側の領域を栄養しているのは椎骨動脈，外側延髄動脈（前下小

30

脳動脈や後下小脳動脈からの分枝）です．この領域の病変により，外側延髄症候群（ワレンベルグ症候群，第2章96頁「1.球麻痺」参照）が起きます．
・延髄錐体（錐体路）は前脊髄動脈（椎骨動脈の分枝）などが栄養しています．

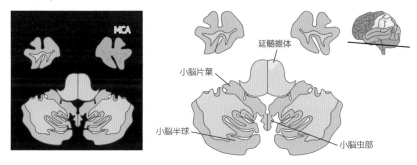

3．脳血管閉塞の脳画像

　MRAで閉塞血管を確認することで，虚血性病変の範囲や変化を予測することができます（**図1-3-8**）．

図1-3-8　脳血管閉塞のMRA画像とMRI画像

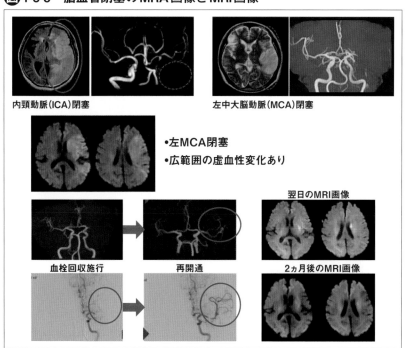

内頸動脈（ICA）閉塞　　　　　左中大脳動脈（MCA）閉塞

・左MCA閉塞
・広範囲の虚血性変化あり

翌日のMRI画像

血栓回収施行　　　再開通　　　2ヵ月後のMRI画像

❹脳疾患の症状と脳スライスレベルの見かた

・**運動神経路**（錐体路）は中心前回，放線冠，内包後脚，大脳脚，橋（の前半分），延髄錐体を走行しています．錐体路には上肢（手）・体幹・下肢・口腔顔面の運動野があります．**感覚神経路**は中心後回，放線冠，視床，中脳，橋，延髄を走行しています．運動麻痺・感覚麻痺がみられたら，全レベルの画像で，これらの走行部位を確認してみます．

・**失語症**は側脳室レベル，大脳基底核レベルで角回，縁上回，ブローカ野，ウェルニッケ野および上縦束（弓状束含む）を確認してみます．失語症の詳細は，第2章61頁「2.3　言語機能と脳画像の評価—言語障害といっても病態はさまざま」を参照．

・**意識障害・瞳孔異常**は，脳幹（中脳）レベルを確認します．意識障害は大脳の広範囲の損傷によっても起こるため，脳全体の損傷も確認します．それぞれの症状の詳細については，第1章5頁「1.2　意識障害の評価を確実にできるようになる」，第2章70頁「2.4　脳幹と瞳孔所見—異常の早期発見が生命の維持に結びつく」を参照．

・**注意障害，半側空間無視**については，側脳室レベルで，放線冠の上縦束を確認します．それぞれの症状の詳細については，第2章76頁「2.5　高次脳機能障害−目に見えない障害を理解しよう」を参照．

・**摂食嚥下障害**については，脳幹（中脳，橋，延髄）・大脳基底核・放線冠レベルでの病変，嚥下中枢（延髄）を確認します．詳細については第2章95頁「2　摂食嚥下障害の脳画像」参照．

1. 中心溝（皮質）レベル—中心溝の逆Ω（ノブ）サインを探す

・中心前回（一次運動野），中心後回（一次感覚野）の損傷により，運動麻痺や感覚障害が生じます．

・中心溝（皮質）レベルでは口腔・顔面領域の錐体路は見えないこともありますが，側脳室（半卵円中心）レベルまでくると見えます．

・前頭前野の損傷により注意・意欲の低下，遂行機能の障害や脱抑制

が生じます.

・頭頂連合野は中心後回(体性感覚の中枢),上頭頂小葉(体性感覚の連合野),下頭頂小葉(体性感覚やその他の感覚の連合野.角回,縁上回を含み,半側空間無視の病巣にもなります),楔前部からなります.これらの部位が障害を受けると,失語症(音韻性錯誤)や半側空間無視,視覚性運動失調症などが生じます.

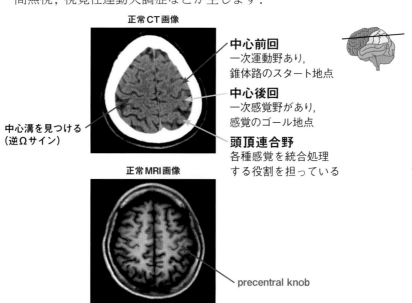

正常CT画像

中心前回
一次運動野あり,
錐体路のスタート地点

中心後回
一次感覚野があり,
感覚のゴール地点

頭頂連合野
各種感覚を統合処理
する役割を担っている

中心溝を見つける
(逆Ωサイン)

正常MRI画像

precentral knob

中心溝(皮質)レベル

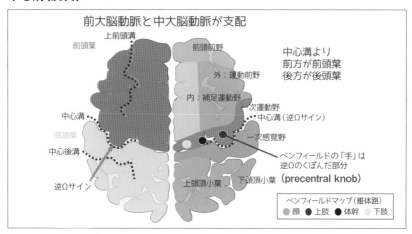

前大脳動脈と中大脳動脈が支配

上前頭溝

前頭葉

前頭前野

外:運動前野

内:補足運動野

中心溝より
前方が前頭葉
後方が後頭葉

一次運動野
中心溝(逆Ωサイン)

中心溝

頭頂葉

一次感覚野

中心後溝

ペンフィールドの「手」は
逆Ωのくぼんだ部分

逆Ωサイン

上頭頂小葉　下頭頂小葉　(precentral knob)

ペンフィールドマップ(錐体路)
●顔 ●上肢 ●体幹 ●下肢

側脳室（半卵円中心）レベル

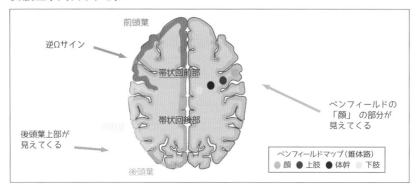

感覚障害の脳画像

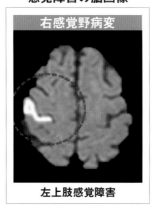

2．側脳室レベル－放線冠は「ハ」の字を探す

・放線冠とは，投射線維（大脳皮質と大脳核・視床・脳幹・小脳などの下位の脳や脊髄を上下に連絡する長い線維）のひとつで，側脳室の横にあり内包を通ります．放線冠は大脳皮質側では線維が扇形に広がっているので，多くの症状が出現します．

・また，放線冠には運動線維である錐体路（皮質脊髄路）や感覚線維が通っています．錐体路は放線冠の中央より後方に位置しており，その中で前方は顔面，中央は上肢，後方は下肢を担っています．放線冠の損傷は，神経線維が遮断された部位が麻痺となります．

・中心前回から出ている神経線維は放線冠で集束します．そのため小

34

さな病巣でも上下肢の麻痺が生じる場合があります.

- 放線冠は大脳皮質と橋の伝達を行っています(皮質橋線維).情報は大脳皮質→橋→小脳→視床→大脳皮質と伝達されるため,小脳が損傷されていなくても,放線冠の損傷により失調症状を生じる場合があります.

- 上縦束は連合線維のひとつです.同一大脳半球内の前頭葉と頭頂葉・側頭葉・後頭葉を連絡し運動制御だけでなく,視覚情報,聴覚情報,体位性感覚情報を伝達しています.そのため,視空間認知や注意など多くの高次脳機能に関与し,半側空間無視の責任病巣でもあります.

- 左角回は大脳皮質と連携しており,文字や記号の読み書きに関与しています.損傷するとゲルストマン症候群を生じます.

- 縁上回は音韻性錯誤の責任巣といわれています.

- **側脳室**は,脳室内にある脈絡叢で,髄液を産生しています.

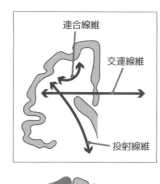

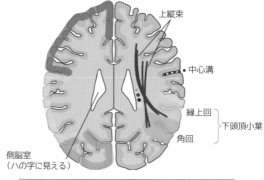

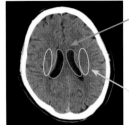

側脳室（ハの字に見える）
脳内にある大きな部屋
室内の脈絡叢という場所で髄液を産生
している

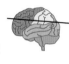

放線冠
運動機能を含む錐体路や感覚線維が通っている

CT 画像

上縦束（連合線維）の損傷と障害

注意の障害 作業記憶の障害 ※視覚（空間性の作業記憶 は右半球優位，聴覚（言語） の作業記憶は左半球優位）	背外側前頭前野－－－ （前頭葉）	下頭頂小葉 （頭頂葉）
半側空間無視	前頭眼野－－－－－－ （前頭葉）	下頭頂小葉 （頭頂葉）
復唱の障害	ブローカ野－－－－－ （前頭葉）	ウェルニッケ野 （側頭葉）

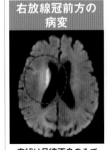

MRI 画像

運動麻痺・感覚障害・失語症・半側空間無視の脳画像

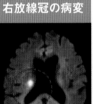

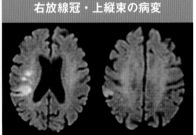

右放線冠前方の病変	右放線冠の病変	右放線冠・上縦束の病変
症状は呂律不良のみで上下肢の麻痺はない	左半身の片麻痺	左上肢の麻痺，感覚障害，左半側空間無視，構成障害，失行の症状があった

3．大脳基底核レベル－大脳基底核と視床はＹの字を探す

・脳出血の発症部位と割合は，被殻 40%，視床 30% と，脳出血の
70%が被殻と視床で発症しています．

・視床とレンズ核（被殻＋淡蒼球）の間の内包の後脚には錐体路が通っ
ています．この隙間はとても狭いため，被殻・視床が損傷を受ける
と，小出血でも片麻痺を生じます（**Memo❹**，38頁）．

・ウェルニッケ野（上側頭回後方）の障害でウェルニッケ失語，ブローカ野の障害で超皮質性感覚失語になります．

大脳基底核と視床の位置

内包
「く」の字の形をしている
後脚には錐体路が通っている

Yの字（側脳室前角やモンロー孔）を探す

前頭葉（下前頭回後方）
運動性言語野（ブローカ野）
優位半球（通常は左）に存在

レンズ核
内側の淡蒼球と
外側の被殻からなる

視床
感覚の中継路
意識の維持，
睡眠・覚醒リズム

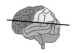

一次視覚野　　　CT画像

側頭葉（上側頭回後方）
感覚性言語野（ウェルニッケ野）
優位半球（通常は左）に存在

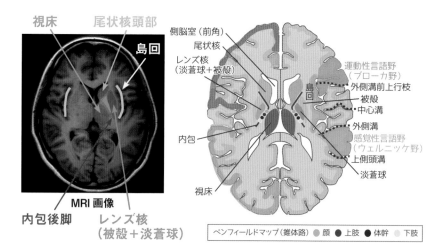

視床　　尾状核頭部

島回

側脳室（前角）
尾状核
レンズ核
（淡蒼球＋被殻）

運動性言語野
（ブローカ野）
外側溝前上行枝
被殻
・中心溝
外側溝
感覚性言語野
（ウェルニッケ野）
上側頭溝
淡蒼球

島回

内包

視床

MRI画像

内包後脚　　レンズ核
（被殻＋淡蒼球）

ペンフィールドマップ（錐体路）　● 顔　● 上肢　● 体幹　○ 下肢

37

視床の出血

視床は内包よりも大脳の内側に位置しています．そのため，血腫量が多くても外科的治療は行われません．内包を傷つけてしまうというリスクがあるからです．出血が内包に及んでいるかどうかが麻痺の程度に影響します．

4.中脳レベル―大脳脚はネズミの耳を探せ！

・中脳レベル（側脳室下角が見えるレベル）では，側脳室下角の内側に海馬などが見えます．

・中脳には複雑な意識を維持する働きをする意識の中枢があります．

・第Ⅲ脳神経（動眼神経）が出ているため，中脳の圧迫があると病巣側の動眼神経麻痺（瞳孔不同，対光反射消失）が生じます（**Memo❺**）．これにより，病巣や浮腫が脳幹まで進行しているということがわかります．

・脳卒中，脳腫瘍などで，大脳半球を圧迫するほどの病態の場合，病巣側の大脳が圧迫を受け，大脳の一部がテント切痕に飛び出し（テント切痕ヘルニア），中脳を圧迫します．テント切痕ヘルニアは重篤となることが多いです（**Memo❻**，40頁）．

・脳幹（中脳，橋，延髄）レベルでの運動ニューロンの損傷では，偽性（仮性）球麻痺の嚥下障害が起きます（第2章95頁「2　摂食嚥下障害の脳画像」参照）．

・中脳大脳脚（ネズミの耳の部分です）は錐体路が通っているため，損傷を受けると四肢体幹や口腔顔面の麻痺が生じます．

・記憶や情動に関わる扁桃体，海馬が損傷すると，記憶障害が起きます．

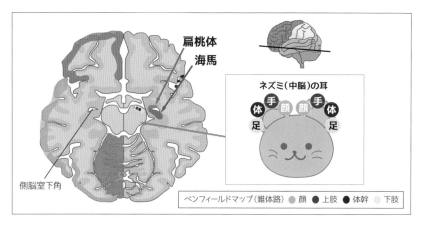

扁桃体
海馬

ネズミ（中脳）の耳

体 手 顔 顔 手 体
足 足

側脳室下角

ベンフィールドマップ（錐体路）　● 顔　● 上肢　● 体幹　下肢

Memo
❺

瞳孔不同はヘルニアのサイン！
—

なぜ，瞳孔を観察するのか，何を意味するのかを理解して観察しましょう（70頁「2.
4　脳幹と瞳孔所見」参照）．
左右差が出るということは何を意味するのか理解して観察しましょう．

意識障害の脳画像

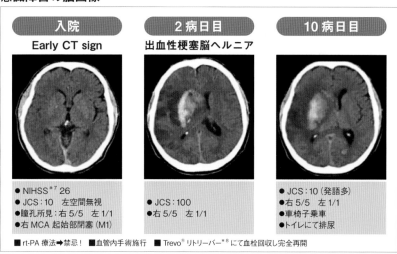

入院

Early CT sign

2病日目

出血性梗塞脳ヘルニア

10病日目

● NIHSS[*7] 26
● JCS：10　左空間無視
● 瞳孔所見：右 5/5　左 1/1
● 右 MCA 起始部閉塞（M1）

● JCS：100
● 右 5/5　左 1/1

● JCS：10（発語多）
● 右 5/5　左 1/1
● 車椅子乗車
● トイレにて排尿

■ rt-PA 療法➡禁忌！　■血管内手術施行　■ Trevo® リトリーバー[*8]にて血栓回収完全再開

＊7 NIHSS；National Institutes of Health Stroke Scale →第2章47頁参照
＊8 Trevo® リトリーバー：急性期脳梗塞治療に使用される機械的血栓回収機器．発症から24時間まで使用することがで
　　きる．ワイヤの先端に自己拡張型ステントが取り付けられており，脳内の血栓を取り込み除去する．

意識障害・瞳孔不同の脳画像

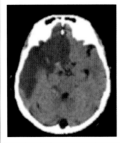

- 広範囲の脳梗塞➡強い意識障害
- 脳ヘルニアを起こしている
- 中脳圧迫➡瞳孔不同あり
- 今後呼吸状態は悪化が予測される

5.橋・小脳レベルー小脳と橋は「てるてる坊主」を探す！

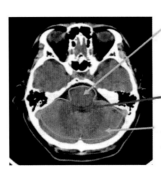

橋
脳幹の一部で,
生命の中枢！
排尿の中枢

第4脳室→

→橋
→小脳

小脳
平衡機能, 姿勢の調整, 共同運動の調整
大脳の調整：高次脳機能にも関与している

Memo
❻

テント切痕ヘルニア
—

小脳は後頭蓋窩の上にあり, 小脳テントという硬膜で覆われていて, とても「狭い空間の中」に収められています. 狭いということは, 圧が逃げる場所が少ないということです. 出血や梗塞などで容易に脳幹部分を圧迫しヘルニアとなります.

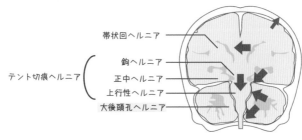

注）：本項に掲載の脳画像の一部は文献10)より許可を得て転載させていただきました.

引用・参考文献

1）日本脳卒中学会，日本脳神経外科学会，日本脳神経血管内治療学会：経皮経管的脳血栓回収用機器適正使用指針 第4版. 2020

2）日本脳卒中学会，脳卒中医療向上・社会保険委員会，静注血栓溶解療法指針改訂部会：静注血栓溶解（rt-PA）療法 適正治療指針 第3版. 2019

3）日本脳卒中学会脳卒中ガイドライン委員会・編：脳卒中治療ガイドライン2021. 協和企画，2021

4）荒木信夫・高木 誠・厚東篤生：脳卒中ビジュアルテキスト 第4版. 医学書院, p100，2015

5）平野照之：MRI による適応判定の注意点— Reversed Discrepancy と深部白質病変の意義. 脳卒中 31：349–355，2009

6）平野照之：早期虚血性変化のASPECTS 評価と rt-PA 静注療法. 第 39 回日本脳卒中学会講演シンポジウム. 脳卒中37：347-351，2015

7）石蔵礼一・監：一目でわかる！脳のMRI 正常解剖と機能. 学研メディカル秀潤社，2015

8）Cordonnier C, Al-Shahi Salman R, Wardlaw J：Spontaneous brain microbleeds：systematic review, subgroup analyses and standards for study design and reporting. Brain 130：1988–2003, 2007

9）Werring DJ, Frazer DW, Coward LJ, et al：Cognitive dysfunction in patients with cerebral microbleeds on T2＊- weighted gradient-echo MRI. Brain 127：2265-2275，2004

10）梗間 剛：国家試験にも臨床にも役立つ！リハビリPT・OT・ST・Dr.のための脳画像の新しい勉強本. 三輪書店，2019

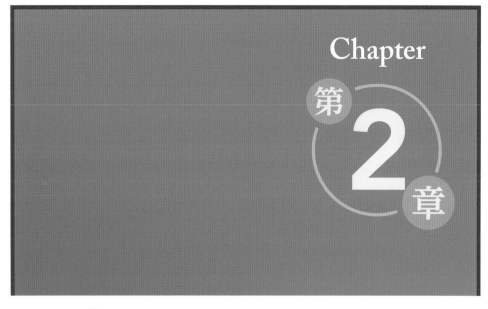

身につける
脳神経アセスメントの
ポイントと実践〜脳神経系〜

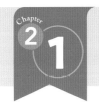
脳の12神経とNIHSSの関係
―神経学的所見をマスターしよう

脳神経救急患者の看護のやりがいにつながる脳の12神経の評価と脳卒中の評価ツールであるNIHSSの話を始めましょう.

❶意識障害と脳の12神経による神経学的評価

脳卒中の急性期では,脳組織への影響に関する臨床判断を的確に行い,病態の重篤化回避のためのモニタリングとケアが必要となります[1].

脳になんらかの障害が起きた場合,意識障害が出現することがあります.意識障害とは,外的刺激が加えられても自己および周囲の状況認識ができない全般的な急性脳機能不全です[2].意識障害が重度の場合,周囲の状況を認識できないばかりではなく,自己表現や自分という存在も認識できない状態になります.

このような患者では,患者自身は自分の状態を他者に伝えることができないため,脳に残されている機能はどうなのか,脳がどれくらい障害されているのか,命にもかかわる脳幹の機能はどうなのか,を他者が観察することが重要となります.

脳卒中による機能障害の神経学的評価法としては,有名なツールにNational Institutes of Health Stroke Scale(NIHSS)がありますが[3],脳の12神経を個別の検査法を用いて評価できれば,意識障害があっても脳神経のモニタリングを行うことができます.12神経の個々の評価を組み合わせることで,患者の言葉にならない意思表現をくみ取ることができます.また,12神経を評価し,経時的に観察していくことで,重篤化の回避や,見た目ではわかりにくい脳神経の回復過程を観察することにつながります.これは,例えると,意識障害により自ら外に向かって表現ができない患者を,看護師が全力で迎えにいくイメージです.くみ取った意思表示を看護師が他の医療者や家族

に伝えることで，看護師は患者の代弁者としての役割を担うことにもなります（Memo❶）．

　ここまで読めば，看護師が脳の12神経の評価法を学ばない理由がなくなったと思います．楽しく学ぶためには，なぜそれを学ばなければならないのか，その本質を知る必要があります．本質がわかれば，本項の目的の8割は達成です．

代弁者としての看護の機能

『看護職の倫理綱領』（日本看護協会,2021）では「看護職は，人々が自身の価値観や意向に沿った保健・医療・福祉を受け，その人の望む生活が実現できるよう，必要に応じて代弁者として機能するなど，人々の権利の擁護者として行動する」と述べています[4]．患者に重度の意識障害がある場合，看護師が脳の12神経を評価し，患者の言葉にならない意思表示を医療者や家族に伝えることは，患者の代弁者としての役割を担うことになります．

❷NIHSSと脳の12神経による機能評価

1．脳の12神経の役割と機能

　脳は身体の一番上に乗って，身体におけるすべての行動と活動を指示するとともに，その調整を行っています．その中でも脳神経は12対あって，脊髄には入らずに各部が脳と直接結びついています．12対ある脳神経の位置関係と役割を図2-1-1，表2-1-1 に示します．

図 2-1-1　脳の12神経の位置関係

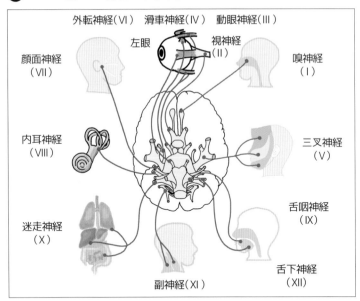

外転神経(Ⅵ)　滑車神経(Ⅳ)　動眼神経(Ⅲ)

左眼　　視神経
　　　　（Ⅱ）

顔面神経
（Ⅶ）

嗅神経
（Ⅰ）

内耳神経
（Ⅷ）

三叉神経
（Ⅴ）

舌咽神経
（Ⅸ）

迷走神経
（Ⅹ）

舌下神経
（Ⅻ）

副神経(Ⅺ)

表 2-1-1　脳の12神経の役割（Van Ombergen A：世界一ゆかいな脳科学講義—頭の中をぐるぐるめぐる11日間．藤井直敬・監，塩崎香織・訳．河出書房新社，2020，p61を参考に作成）

	名称	役割
Ⅰ	嗅神経	においを嗅ぐ
Ⅱ	視神経	ものを見る
Ⅲ	動眼神経	眼を動かす（鼻先，外側以外）（内直筋） 瞳孔の調整
Ⅳ	滑車神経	眼で，鼻先を見るように動かす（上斜筋）
Ⅴ	三叉神経	顔面の感覚（痛覚，触覚，温度覚）（アイスクリーム頭痛） ものを噛む筋肉に指令を送る
Ⅵ	外転神経	眼で，外側を見るように動かす（外直筋を支配）
Ⅶ	顔面神経	舌の前2/3の味覚 表情をつくる（表情筋を支配） 唾液腺
Ⅷ	内耳神経	音を聞く 平衡感覚
Ⅸ	舌咽神経	舌の後1/3の味覚 のど・ものを飲み込む筋肉（口蓋・咽頭・喉頭筋）の支配
Ⅹ	迷走神経	のど・心臓・肺・腹部内臓の感覚，声帯・のどの筋肉・心拍・血圧・消化（最大の副交感神経系）
Ⅺ	副神経	首の筋肉（胸鎖乳突筋，僧帽筋）を動かす
Ⅻ	舌下神経	舌の筋肉（舌筋）の支配

2. NIHSS

　脳卒中による機能障害の評価方法はさまざまありますが，信頼性・妥当性が検証され，広く世界で用いられているものとして，脳卒中神経学的重症度の評価スケールであるNIHSSがあります[3]（**表2-1-2**）．NIHSSは，合計点で評価します．0点が正常で点数が高いほど重症です．

表2-1-2　NIHSS

患者名 _____　評価日時 _____　評価者 _____

1a.	意識水準	☐0：完全覚醒　☐1：簡単な刺激で覚醒 ☐2：繰り返し刺激，強い刺激で覚醒　☐3：完全に無反応
1b.	意識障害—質問 （今月の月名及び年齢）	☐0：両方正解　☐1：片方正解　☐2：両方不正解
1c.	意識障害—命令 （開閉眼，「手を握る・開く」）	☐0：両方正解　☐1：片方正解　☐2：両方不正解
2.	最良の注視	☐0：正常　☐1：部分的注視麻痺　☐2：完全注視麻痺
3.	視野	☐0：視野欠損なし　☐1：部分的半盲 ☐2：完全半盲　☐3：両側性半盲
4.	顔面麻痺	☐0：正常　☐1：軽度の麻痺 ☐2：部分的麻痺　☐3：完全麻痺
5.	上肢の運動（左） ※仰臥位のときは45度左上肢 ☐N：切断，関節癒合	☐0：90度を10秒間保持可能（下垂なし） ☐1：90度を保持できるが，10秒以内に下垂 ☐2：90度の挙上または保持ができない ☐3：重力に抗して動かない ☐4：全く動きがみられない
	上肢の運動（右） ※仰臥位のときは45度右上肢 ☐N：切断，関節癒合	☐0：90度を10秒間保持可能（下垂なし） ☐1：90度を保持できるが，10秒以内に下垂 ☐2：90度の挙上または保持ができない ☐3：重力に抗して動かない ☐4：全く動きがみられない
6.	下肢の運動（左） ☐N：切断，関節癒合	☐0：30度を5秒間保持できる（下垂なし） ☐1：30度を保持できるが，5秒以内に下垂 ☐2：重力に抗して動きがみられる ☐3：重力に抗して動かない ☐4：全く動きがみられない
	下肢の運動（右） ☐N：切断，関節癒合	☐0：30度を5秒間保持できる（下垂なし） ☐1：30度を保持できるが，5秒以内に下垂 ☐2：重力に抗して動きがみられる ☐3：重力に抗して動かない ☐4：全く動きがみられない
7.	運動失調 ☐N：切断，関節癒合	☐0：なし　☐1：1肢　☐2：2肢
8.	感覚	☐0：障害なし　☐1：軽度から中等度　☐2：重度から完全
9.	最良の言語	☐0：失語なし　☐1：軽度から中等度 ☐2：重度の失語　☐3：無言，全失語
10.	構音障害 ☐N：挿管または身体 的障害	☐0：正常　☐1：軽度から中等度　☐2：重度
11.	消去現象と注意障害	☐0：異常なし ☐1：視覚，触覚，聴覚，視空間，または自己身体に対する不注意， 　　あるいは1つの感覚様式で2点同時刺激に対する消去現象 ☐2：重力の半側不注意あるいは2つ以上の感覚様式で半側不注意

3. NIHSSと脳の12神経による評価の使い分け

NIHSSは脳卒中神経学的重症度評価のため，脳の12神経を評価しているわけではありませんが，NIHSSを観察する中で，脳の12神経の機能評価として情報が得られるものもあります（**表**2-1-3）．一方，**表**2-1-3でわかるとおり，NIHSS評価では「Ⅰ　嗅神経」「Ⅳ　滑車神経」の情報は得られません．

構音障害は，口輪筋（表情筋のひとつ）を支配する顔面神経，口蓋・咽頭・喉頭筋を支配する舌咽・迷走神経，さらに舌筋を支配する舌下神経の障害により出現します．これらの神経障害の見分け方としては，口輪筋が関与する口唇音パピプペポの発音で顔面神経麻痺が，口蓋筋の関与するガギグゲゴの発音で舌咽・迷走神経麻痺が，さらに舌筋の関与するラリルレロの発音で舌下神経麻痺が評価できます[5]．

表2-1-3　NIHSS の評価項目と脳の12神経の評価

項目				NIHSSから得られる可能性がある12神経の情報
1a	意識	意識水準		意識の基盤となる意識水準を評価
1b		質問		
1c		命令		
2	注視			Ⅱ　視神経　　指の追視による視神経の情報 Ⅲ　動眼神経　眼球運動による動眼神経の情報 Ⅵ　外転神経　眼球外転運動による外転神経の情報 注：滑車神経は評価できない
3	視野			Ⅱ　視神経　視覚表現による視神経の情報
4	運動麻痺	顔面		Ⅶ　顔面神経　前額部のシワ，閉眼，口角挙上による顔面神経の情報
5a		上肢	左	運動麻痺（錐体路症状）の評価のため脳の12神経は評価できない
5b			右	
6a		下肢	左	
6b			右	
7	運動失調			小脳症状の評価のため脳の12神経は評価できない
8	感覚			Ⅴ　三叉神経　顔面の刺激による三叉神経の情報
9	言語			Ⅱ　視神経　絵シートを見て口頭で答える際の視覚表現による視神経の情報 言葉の流暢性による「Ⅶ　顔面神経」「Ⅸ　舌咽神経」「Ⅹ　迷走神経」「Ⅻ　舌下神経」の情報
10	構音障害			自発語の発音の明瞭さによる「Ⅶ　顔面神経」「Ⅸ　舌咽神経」「Ⅹ　迷走神経」「Ⅻ　舌下神経」の情報4つのうち，どの神経が障害されているか精査が必要
11	消去現象と注意障害			Ⅷ　内耳神経　両側同時刺激による内耳神経の情報

　ここで注意してほしいのは，脳の12神経の評価とNIHSSの評価は別物だということです．同じような情報が含まれてはいますが，NIHSSはあくまでも脳卒中神経学的重症度評価で，決められた項目を評価しているにすぎず，脳の12神経を評価しているわけではありません．

　そのため，筆者は現場では脳神経障害の状態に合わせて，両者を使い分けていました．特に重度の意識障害患者では，NIHSSは最重症となり，その後の点数に変化が出にくい状態となりますが，さらに脳神経の状態を観察する場合，脳の12神経の評価が非常に有効です．

❸脳の12神経の評価を用いた看護の実際

　ここで筆者が実際に経験した事例を紹介したいと思います．この事例を通して，より詳細に患者の状態を観察するためには，NIHSSだけではなく，脳の12神経の評価が重要であると痛感しました．

事例紹介

患者：60歳代，女性，脳梗塞，重度の意識障害

神経学的評価と介入経過：重度の意識障害患者に対して，脳の12神経の評価を行い，脳神経の変化から患者の回復の可能性を感じ，積極的かつ個別的なリハビリテーションを行いました．また，その経過（**表2-1-4**）を夫と共有しました．

結果：脳の12神経やNIHSSの評価で正確に患者をモニタリングし，重篤化回避のリスク管理とケアを行うことで，危機的状況における家族のニーズを充足することができ，患者が自らの力を発揮できる環境の提供につながりました．そして，患者の意識障害の改善とADL（日常生活動作）拡大につながりました．また12神経の変化・経過を夫と情報共有することで，夫の安心感や自己効力感の向上につながりました．

表2-1-4　患者の経過

1日目

患者	60歳代，女性
主訴	左上下肢の運動障害
現病歴	脳梗塞
入院時状態	JCS：I-1 GCS：E4V5M6 NIHSS：24点　MMT：右上下肢5 左上下肢2 瞳孔：3.0 対光反射+左右差なし　収縮期血圧：130～170mmHg台 頭部CTにて右半球に広範囲の低吸収領域が見られる MRI検査：上右内頸動脈閉塞.血栓溶解療法実施
夜間	唾液の吹き出し，嘔吐 JCS：III-300 MMT：左右共0 瞳孔：右5.0 左2.0 対光反射なし　収縮期血圧：100～130mmHg台

2日目

早朝	緊急CT検査実施　脳ヘルニアあり 外減圧術施行 GCS：E1V1M2 NIHSS：40点 夫は「せめて話ができるくらいにはなって欲しい」と話す
術後	MMT：上肢0 下肢1 瞳孔：右4.5 左2.0 対光反射なし　人工呼吸器管理

脳画像所見の変化

1日目

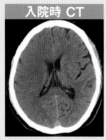

入院時 CT

側脳室レベルにて右半球に虚血性変化（低吸収領域）の所見がみられる.左上下肢麻痺がみられたが，意識はほぼ清明であった.

2日目

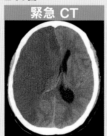

緊急 CT

意識レベルが下がり，対光反射消失し，脳画像にて脳ヘルニアが認められた.

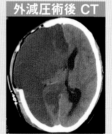

外減圧術後 CT

緊急外減圧術が行われたが，脳浮腫が広範囲に認められる.

3日目以降

経過	その後，心原性脳塞栓症発症．ヘルニア増強にて内減圧術施行． **4日目**‥‥‥夫へ用手微振動による筋緊張の緩和，深部静脈塞栓症予防のリハビリテーション，アーリーモビライゼーション（早期運動）を指導． **7日目**‥‥‥鎮静 off* MMT：すべて1　JCS：Ⅲ-200 **9日目**‥‥‥閉眼をしているが，瞬きを確認．睫毛反射あり（三叉神経・顔面神経の活動を確認）．夫へ回復を伝え一緒に喜ぶ． **10日目**‥‥‥気管切開 以降，人工呼吸器・鎮静・昇圧管理を行いながら，状態に合わせて段階的にリハビリテーションを実施． **29日目**‥‥‥覚醒を促すと瞬きを確認． **35日目**‥‥‥腹臥位を実施．自発的な瞬きと開眼あり 　　　　　　　（三叉神経・顔面神経の活動が活発化）． **36日目**‥‥‥呼名で瞬きあり．開眼なし 　　　　　　　（意識障害の改善，内耳神経・顔面神経の活動を確認）． **41日目**‥‥‥開眼，手掌を開く，閉じるができた（脳が活動してきたぞ！）．夫と一緒に端座位訓練実施．

3日目
内減圧術後

*自発覚醒トライアル（Spontaneous Awakening Trial；SAT）：鎮静剤を中止または減量し，自発的に覚醒が得られるか評価する試験[6]

介入結果

	入院時	3日目	14日目	66日目	6か月後	2年半後
GCS	15	鎮静中	6	11	11	11
NIHSS	24	40	40	31	24	24
MMT	右5左2	0	0	右上肢2 右下肢2 左下肢0	右上肢3 右下肢2 左下肢0	右上肢3 右下肢2 左下肢1
活動を確認した脳の12神経			三叉神経 顔面神経	意識状態改善 三叉神経 顔面神経 内耳神経 舌咽神経 副神経	視神経 動眼神経 三叉神経 顔面神経 内耳神経 舌咽神経 迷走神経 副神経	視神経 動眼神経 三叉神経 顔面神経 内耳神経 舌咽神経 迷走神経 副神経 舌下神経

コラム 脳の12神経に対する私の苦手意識

脳の12神経に対して学生の頃の筆者は，たくさん神経が枝分かれした得体の知れない何かであると認識していました．看護師国家試験の前には，その数ある枝の名前と機能を覚えなければいけないということに苦手意識を抱いていました．覚え方も「『嗅いでみる，動く車の三の外……』って，覚えること増えとるやないかい！」と一人でつっこんでいたのも，今ではいい思い出です．

筆者は脳神経外科・神経内科病棟で15年ほど働いていました．超急性期脳卒中の患者の重症化回避のためのモニタリングとケアが，私たちの重要な役割の一つでした．その役割を果たすために，何が必要かを考えたことがありました．5年くらいの経験を経ると，やりがいや自信がある程度ついてきます．しかし，それでも学ぼうとすると苦手意識が出現してきました．その苦手意識は何か．それは自分に知識が足りないということを知るのが怖かったというのが個人的な見解です．

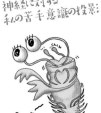

神経に対する私の苦手意識の投影

しかし，現在は知らないことを知るという学びを，とても大切にしています．なぜなら自身の成長＝看護の質の向上につながるからです．脳神経疾患は突然発症することも少なくありません．そんな病気を発症した患者・家族は，質の高い看護を求めています．この本を手に取られたあなたは，人から求められているのです．どうせ学ぶのであれば，知らないことを知る感動とワクワクを感じながら楽しんでいきましょう！

引用・参考文献

1)　田村綾子，他・編：脳神経ナース必携 新版　脳卒中看護実践マニュアル．メディカ出版，p2，2015
2)　同書．p82
3)　日本脳卒中学会脳卒中ガイドライン委員会・編：脳卒中治療ガイドライン2021．協和企画，p43，pp294-296，2021
4)　日本看護協会：看護職の倫理綱領．日本看護協会，p3，2021
5)　平山惠造，他・編：臨床神経内科学．南山堂，pp163，2016
6)　日本集中治療医学会，他・監：人工呼吸器離脱に関する3学会合同プロトコル．メディカ出版，p2，2015
・日本救急医学会，他・監：ISLSガイドブック2018．へるす出版，pp54-70，2019

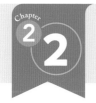

運動機能編 —運動機能を正しく評価しよう

　脳卒中の運動機能の評価ツールは，患者の機能に合わせた個別性の高い看護計画を立てたり多職種連携を深めるのに役立ちます．

　運動機能の評価では麻痺の程度の確認，脳卒中発症直後では，麻痺の存在，特に軽度の麻痺の検出が重要です[1]．その評価方法として，前者では徒手筋力測定（Manual Muscle Test；MMT），後者ではバレー（Barré）徴候，ミンガッチーニ（Mingazzini）徴候，フーバー（Hoover）徴候があります．

　ほかにも，片麻痺の回復過程をステージ化した評価法であるブルンストロームステージ（Brunnstrom Stage；BRS）や脳血管障害片麻痺患者における痙縮評価であるアシュワーススケール（Modified Ashworth Scale；MAS）などもあります．

　脳神経看護や多職種連携をもっと深めたい方は，これらのツールも評価に利用してみてください．

　今回お伝えするMMT，バレー徴候，ミンガッチーニ徴候，フーバー徴候で実際に評価し，正確な記録，声に出して人に伝える，といったところから実践してみるとよいでしょう．

❶正しいMMT評価

　徒手筋力測定（MMT）を行う目的は，筋力を測定することで，運動を起こすために必要な筋肉（骨格筋）が保持されているかを確認することです．統一された基準に沿って筋力を表現することで，患者の状況を正確に伝えることができます[2]．MMTを理解していると，多職種と情報共有を行うことができ，それを看護に活かすことができます．

　しかし，看護現場によっては，本来のMMTによる評価ではなく，看護的に変化した，独自のルールで評価を行っていると感じています（56頁「コラム：看護的MMT？」参照）．そこで，今回は，世界共通

言語としてのMMTの正しい評価の方法を伝えたいと思います.

1. MMTの特徴

MMTは,重力を指標とした評価方法です.その簡便さ,経済性の高さから広く利用されてきました.世界中どこで評価しても,誰がやっても同じ指標で評価できるからです.

2. MMTの評価方法

MMTは,骨格筋の筋力を6段階で評価します (**表2-2-1**).

まったく筋肉が動かないのが等級0,全力で動かせるのが等級5です.判定のポイントは,重力にうち勝って手足を動かすことができるかどうかです.その境界線が等級3です.等級3は,抵抗を加えない状態で重力と反対の方向,つまり地面に対して空の方向に動くことをさします.

具体例として,肘関節の屈曲のMMTを見ていきます (**図2-2-1**).

手のひらを上に向けて水平方向に腕を突き出します.その後,肘を曲げてもらいます (**図2-2-1-a**).この動作が可能であれば,上腕二頭筋は重力にうち勝って前腕を上げることができたということになり,MMT3以上と判断できます.

次に,等級5の「強い抵抗を加えても」とは,力強く引っ張り合いをしても耐えられることをさします.等級4の「いくらか抵抗を加えても」とは,少し引っ張ると動いてしまう状態をさします (**図2-2-1-b**).

最後に,空方向に腕を上げられない状態でも,地面と水平方向に動かせる場合は,等級2となります (**図2-2-1-c**).それが重力を除けば全可動域に動く状態です.

あとは,腕を水平方向には動かせないが,少し動く状態が等級1と

表2-2-1 MMTによる筋力の評価基準

評価基準	表示法	等級
筋収縮なし	Zero(0)	0
わずかな筋収縮あり	Trace(T)	1
重力を除けば全可動域動く	Poor(P)	2
重力にうち勝って完全に動く	Fair(F)	3
いくらか抵抗を加えても,なお重力にうち勝って完全に動く	Good(G)	4
強い抵抗を加えても,なお重力にうち勝って完全に動く	Normal(N)	5

なります.

図2-2-1　肘関節屈曲のMMT

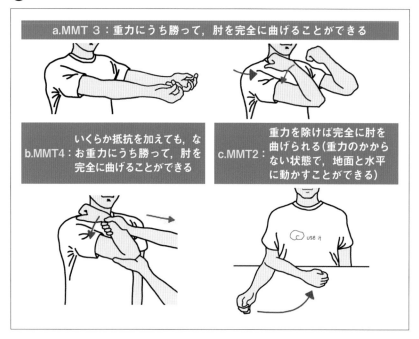

3. MMTを行う際のポイント

　客観的には，高齢者から若者まで筋力に差があり，抵抗を加える検者の力の入れ具合にも個人差があるため，左右の差で評価するのもいいと思います.

　臨床現場では「前の勤務の人とMMTの評価が違うぞ」と感じることが多くあります. その場合，前回の評価者や普段から患者をよく見ている看護師と，患者のMMTは普段と比べて低下しているのか，2人で確認してみてください. 自分が行ったMMTの評価が低く，まるで自分の勤務のときに麻痺が悪化したような感覚になり，不安になるからです. 今，患者の目の前にいるのは自分ですから，看護師として自信をもって**表2-2-1**の表記に従って，客観的評価をしてみてください.

看護的MMT？

運動機能の評価と聞いて，脳神経外科病棟の看護師がまず思い浮かべるのがMMT だと思います．

筆者は17年間脳神経外科・神経内科病棟で働き，毎日のように患者の MMT 評価を行ってきました．その病棟ではMMT右上下肢 3 左上下肢 5 といった評価をしており，そのように指導されてきました．しかし実際は MMT の6段階では表現しきれない場面に多くでくわします．上肢・下肢といったように複数の筋肉の総合運動の評価に用いる場合，無理が生じます．そのとき，どうするかというと，MMT3−（マイナス）とマイナスを付けたりと，独自の表示基準を設けていました．

その後，脳卒中リハビリテーション看護認定看護師教育課程で学んだ際，それまで行ってきたMMT の評価は，本来の MMT 評価ではなく，看護的に変化した，独自のルールのものと感じました．しかし患者の麻痺の状態は，日によって，人によって絶妙に変化します．MMTは6 段階評価ですが，患者の麻痺の状態を一概に6 段階で表現できないと思うのも無理ありません．看護的に変化したMMT評価でも，それなりに全国の看護師で共通言語になっている面もあり，看護師間の情報共有だけなら，悪いことではないと思います．

一方，リハビリテーションセラピストや医師といった他職種と話すとき，そこにはMMT の認識の違いがあります．筆者は認定看護師になって，それまでの方法が正しいものではないことを知りました．長年の疑問が解けた瞬間でした．そもそもMMT の使い方をよくわかっていなかったのです．

MMT は，僧帽筋，上腕二頭筋，大腿四頭筋などの個々の筋，または，協働して動く筋群に対して評価する検査です．本来 JCS や GCS，MMT などの評価は，人によって変化してはいけません．人によって変化してしまうと，それは正確な客観的評価として成り立たなくなるからです．

4. MMT を活用した看護の実際

事例紹介

患者：60 歳代，男性，筋萎縮性側索硬化症

神経学的評価と介入経過：患者は，寝たきり状態で母指と眼球，眼の周りの表情を動かすことしかできませんでした．患者の母指の屈曲に使用する短母指伸筋・長母指伸筋はMMT1（重力に対して持ち上げることができない状態）でした．意思表示は眼球運動と表情で行っており，病棟で看護師を呼ぶことができない状態でした．患者が何かあればナースコールを押し，看護師を呼べるようにするにはどうしたらよいか，作業療法士と検討

しました．

結果：ナースコールを横むきに握るポジショニングを行うことで重力の影響を少なくし，平行であれば母指を屈曲させ，ナースコールを押すことがわかりました．その後は身体の位置の修正や布団による体温調節など，患者のニーズに応じたケアとコミュニケーションが可能となりました．

> ### コラム　MMTを学びアセスメントが変わる
>
> 筆者はMMTを正確に評価し，それを伝えようとしたとき，とてもいいことがありました．それは，評価する筋肉を正確に表記するため，患者の生活動作に必要な筋の名前を一緒に調べられたことです．それまでは，なんとなく上肢・下肢の挙上などと表現してきましたが，MMTを正確に表現するために，上腕二頭筋や大腿四頭筋など，わかりやすいところから筋の名前を覚えることができました．そのおかげで，リハビリテーションセラピストとの専門的な会話が可能になるなど多職種連携を深めることができました．専門職としての自己成長につながったのは，まちがいありません．ぜひ，皆さんも専門職らしい患者の生活動作のアセスメントをしてみてください．明日から，あっという間に看護記録の専門性が高まり，アセスメントの質が変わるはずです．
> 評価したい生活動作で利用している筋肉の名前がわからない場合は，専門書やインターネットで調べるのもよいですし，近くの理学療法士・作業療法士などに尋ねてみるのも有効かもしれません．必ず，やさしく教えてくれるはずです．

❷バレー徴候試験

　バレー徴候試験は脳卒中発症早期での片側性の軽度の運動麻痺の検出ができます．言いかえると，バレー徴候は軽度の麻痺症状の理解につながります．

　例えば上肢のバレー徴候試験では患者に「両方の手のひらを上に向けて，前に出してください．そのまま眼を閉じて位置を保ってください」と伝え，**図2-2-2**のような異常の変化があった場合，バレー徴候陽性となりますが，ごく軽度の麻痺では，上肢の下垂はなく，十分に指が伸展せず，手掌がくぼんだり，回内のみを認める，といった症状がみられます．

図 2-2-2　上肢・下肢のバレー徴候試験

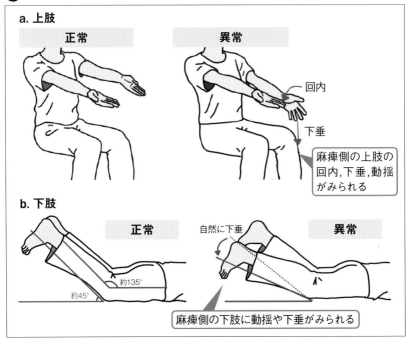

a. 上肢

正常　　　　　　異常

回内

下垂

麻痺側の上肢の
回内,下垂,動揺
がみられる

b. 下肢

正常　　　自然に下垂　　　異常

約135°

約45°

麻痺側の下肢に動揺や下垂がみられる

❸ミンガッチーニ徴候試験

　ミンガッチーニ徴候試験は，下肢の運動麻痺のスクリーニング方法
です．

　ベッドに背臥位となっている患者に対して，声をかけながら股関節
90°屈曲，膝関節90°屈曲とし，「空中でこのまま保持してください」
と声をかけます．麻痺側は，自然に下垂します[1]**(図2-2-3)**．バレー徴
候は上肢・下肢と分かれますが，ミンガッチーニ徴候は下肢のみの評
価となります．

　下肢のバレー徴候試験では患者を腹臥位にする必要があり，急性期
脳卒中患者に関していえば，腹臥位にすることで患者の循環動態が変
化する可能性があるため，筆者は，上肢はバレー徴候を観察し，下肢
はミンガッチーニ徴候を観察しています．看護記録には「右上肢バ
レー徴候：陽性，右下肢ミンガッチーニ徴候：陽性」と記載します．

図 2-2-3　ミンガッチーニ徴候試験

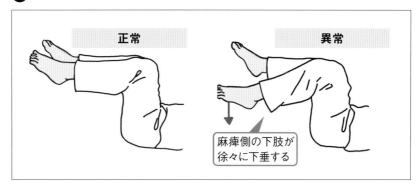

正常　　　　　　　　異常

麻痺側の下肢が
徐々に下垂する

❹フーバー徴候試験

　仰臥位の患者の両踵の下に検者の手を入れ，患者に「膝を曲げず
に，片足ずつ上げてください」と声をかけます．挙上していない踵に
加わる力を検者が感じ取ります．麻痺側下肢を挙上したときは，非麻
痺側の踵の下に置いた検者の手に強い力が加わります．非麻痺側を
挙上したときには，麻痺側の踵に加わる力は弱くなります (**図**2-2-4)．

図 2-2-4　フーバー徴候試験

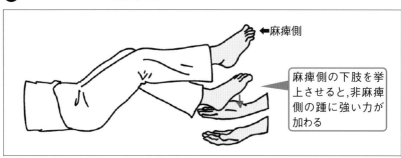

←麻痺側

麻痺側の下肢を挙
上させると,非麻痺
側の踵に強い力が
加わる

引用・参考文献

1) 田村綾子, 他・編：脳神経ナース必携 新版 脳卒中看護実践マニュアル. メディカ出版, p87, 2015
2) 山内豊明：フィジカルアセスメントガイドブック―目と手と耳でここまでわかる 第2版. 医学書院, pp180-185, 2011
・中川法一, 他：徒手筋力テスト（MMT）の信頼性―検者側因子を中心に. 理学療法学 17（3）：238-241, 1990

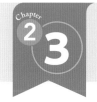

言語機能と脳画像の評価
──言語障害といっても病態はさまざま

言語機能と脳画像の関係性について知ると，看護の場面で患者の言語障害に対する病態予測などにつなげられます．

本項ではコミュニケーションとしての言語機能，特に失語と脳画像の見方，失語の病態について説明したいと思います．

❶コミュニケーションとしての言語機能

会話は多くの人にとって日常的に行っていることですが，脳機能の視点からは，最も複雑な脳の活動のひとつです．人間は円滑なコミュニケーションのために，左脳で言語の発話や理解，右脳で表情や声の抑揚，身振りなどの認識を行っています（**表**2-3-1）．会話を行うためには，左右の脳を利用しているということになります．

人の脳は言語のみに特化した領域を有するという点で，ほかの動物とは異なっています．ほとんどの人は主要な言語野を左脳にもっています．ただし，中には言語機能が両側に分配している人もいます．左利きの人の20％は右脳に言語領域をもつといわれています[1]．言語はおもにブローカ野とウェルニッケ野で処理されます．古典的言語野で示すと，ブローカ野が発語，ウェルニッケ野が言語理解を担っており，弓状束とよばれる神経線維の束が，これら2つの領域をつないでいます（**図**2-3-1）[1]．

弓状束はブローカ野からウェルニッケ野までに至る間に，口腔顔面領域の運動野，縁上回を通っているといわれています[2]．

表 2-3-1　言語機能（Carter, R.：ブレインブック　みえる脳. 養老孟司・監訳, 内山安男, 柚﨑通介・訳. 南江堂, 2012より改変引用）

脳半球	機能
左	言語の発音
	言語の理解
	単語認識
右	音の認識
	リズム, アクセント、イントネーションの認識
	話者に対する認識
	身振りの認識

（表上部に「左脳にある3つの重要な言語野　右脳にある4つの重要な言語野」と記載）

図 2-3-1　古典的な主要言語野の位置（Carter, R.：ブレインブック　みえる脳. 養老孟司・監訳, 内山安男, 柚﨑通介・訳. 南江堂, 2012より改変引用）

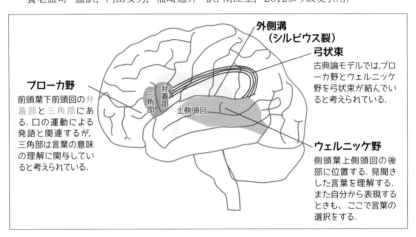

外側溝
（シルビウス裂）

弓状束
古典論モデルでは,ブローカ野とウェルニッケ野を弓状束が結んでいると考えられている.

ブローカ野
前頭葉下前頭回の弁蓋部と三角部にある. 口の運動による発語と関連するが, 三角部は言葉の意味の理解に関与していると考えられている.

弁蓋部
三角部
上側頭回

ウェルニッケ野
側頭葉上側頭回の後部に位置する. 見聞きした言葉を理解する. また自分から表現するときも, ここで言葉の選択をする.

❷さまざまな言語障害

　言語機能を障害する言語障害は，失語症と構音障害に大きく分けることができます.

　失語症で障害される言語の側面は「聴く」「話す」「読む」「書く」の4つに大別することができます（**表2-3-2**）. 構音障害は顔面神経，舌咽神経，迷走神経，舌下神経の障害により出現します（48頁「3.NIHSSと脳の12神経による評価の使い分け」参照）.

表2-3-2　失語症の言語症候

障害される側面	状態
聴く	音声言語の意味理解の障害. 聴力に問題はないが，言われた言葉や文の意味が理解できない
話す	音声言語の表出の障害. 思うように言葉が出ない ・喚語障害：意図した言葉が出てこない(例：えーと，あれ，ほら) ・迂言：物品の名称が言えないため，その用途を述べたり，回りくどい説明をする(例：コップ→手に持って，水を飲むやつ) ・錯語：喚語した語が誤っている. 言おうとした語の代わりに，ほかの語を言ってしまう(例：コップ→メガネ). 音韻性錯語は語の一部の音が誤っている(例：コップ→タップ) ・新造語：音韻性錯語の重度のもの. 本人が意図した言葉を聞き手は想像できない(例：コップ→カハスネル) ・ジャーゴン：意味の取れない言葉や音のつながりが出てくる(例：あがちぐべぽら) ・保続：場面が変わっても前と同じ言葉を繰り返し言ってしまう ・統語の障害：単語の喚語は可能だが，文の構成障害をきたす 　失文法は助詞や助動詞が脱落する(例：コップ水を飲む) 　錯文法は助詞の使用が混乱する(例：コップに水が飲む)
読む	文章言語の理解の障害. 文章を見て音読することができる場合はあるが，書いてある言葉や文の意味内容を理解することができない
書く	文章言語の表出の障害. 文章を見て書き写すことができる場合はあるが，意図した言葉や文を文字で書くことができない

1. 失語症の鑑別

失語症の種類は，8種類あります.「8種類も覚えられないよ！」という人のために，筆者が病棟で実際に毎回行っていた鑑別方法 (図2-3-2) を試してみてください. 簡単に，患者の失語がどの失語か判断できます (表2-3-3). 失語の鑑別がわかれば，対応も自ずとわかってきます (Memo❶).

図2-3-2　失語の鑑別（石合純夫：高次脳機能障害　第2版.医歯薬出版，2012を参考に作成）

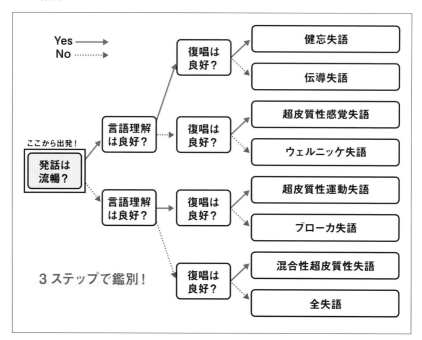

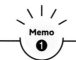

Memo
❶

私たちの脳の中には，人名などの固有名詞を担当する部位，生物の名前を担当する部位，日常生活で使う物の名前を担う部位など特化された辞書のような領域があります．それらの領域が障害されると，特定ジャンルに属するものの名前がわからなくなったという症例から，各部位と名称との対応関係が明らかになりました[3]．

表2-3-3　各失語症の症状(石合純夫:高次脳機能障害　第2版.医歯薬出版,2012より改変引用)

種類	症状
健忘失語	喚語困難,呼称障害があり,まわりくどい言い回しを呈するが,流暢かつ構音の保たれた発話および良好な理解と復唱を特徴とする失語.自発語は,適切な名詞が出てこないため「あれ」「これ」「それ」などの指示代名詞が多くなり,名称の代わりに用途などを述べるまわりくどい言い回しが多くなる.軽症例では,理解障害はほとんどない.
伝導失語	単語の音を誤って話してしまう音韻性錯語(例:めがね → めまめ)の目立つ発語で,ほぼ正常な長さの文を話し,同時に音韻性錯語の目立つ復唱障害を示す一方,理解がほぼ正常に保たれた失語.音韻性錯語が頻発するが,患者はこれに気づいている.聴覚理解障害はほとんどない.書字は,自発書字,書き取りにおいて錯書を中心とした障害がみられ,日本語では一般的に仮名に障害が強い.上肢の失行と口腔顔面失行を合併することが比較的多い.
超皮質性感覚失語	流暢な発話,理解障害,良好な復唱に特徴づけられる失語.自発語は流暢であるが,喚語困難のために中断することがあるほか,まわりくどい言い回しが多くみられる例もある.話し言葉の理解障害は基本的に重度である.呼称も障害が明らかである.読みは,音読は可能であるが,読んだ単語や文章の理解は話し言葉の理解と同程度に障害されている.書字は,ウェルニッケ失語患者と同様に,個々の文字は書けても意味のある単語や文章を書けないことが多い.
ウェルニッケ失語	流暢で錯語が目立つ発話,理解障害,復唱障害を特徴とする失語.視野障害(右上四分盲など)以外の神経症状は伴わず,失語が表に立つ例が多い.書字は,個々の文字が保たれた理解不能な書字,または書字不能.
超皮質性運動失語	自発性が著しく低下した発話,対照的に良好な復唱能力,比較的良好な理解能力を特徴とする失語.話しかけるなど促さないかぎりほとんど話さない.質問に対して答える場合でも,発話の開始に時間がかかり,ごく簡単な短い文しかしゃべれず,また中断してしまうことがある.構音は良好であるが,初期には小声であることが多い.音読は自発語よりは良いことが多く,読みの理解は話し言葉の理解と同様に複雑な内容では障害されている.書字は発語同様に障害されている.
ブローカ失語	非流暢な発話を特徴とし復唱も障害されているが,聴覚的理解が比較的保たれた失語.書字による表出も話し言葉と同程度に障害されている.ある程度書ける場合に,仮名の誤りが目立つこともある.上肢の失行および口腔顔面失行を伴うことが比較的多く,動作命令では理解障害との鑑別が必要である.
混合性超皮質性失語	復唱以外のすべての言語機能が重度に障害された失語.復唱はほかの側面と比較して明らかに良好.他者が話した言語を繰り返して発声する.他の言語側面は全失語と同様の障害があると考えてよい.自発語はほとんどないが,わずかに一見意味のない言語や言い回しを言い続けることに限られるが,話し言葉の理解は単語レベルでも明らかな障害がある.呼称は,通常不可能である.読みと書字も重度に障害されている.
全失語	言葉の表出と理解並びに復唱が,いずれも重度に障害された状態.発語はまったくみられず,無言の状態であるか,強く働きかけたときにみられる意味不明の発話(発声)であることが多い.理解障害は重度であり,日常物品の名称に対する選択,「はい」-「いいえ」で答える質問への応答レベルで障害が明らかである.

❸言語障害と脳画像

1. ブローカ野とウェルニッケ野の特定

　頭部MRI検査では，内包後脚が見える大脳基底核レベルとよばれる脳のスライス画像を見ます．古典的な主要言語野であるブローカ野とウェルニッケ野の位置は，外側溝（シルビウス裂，前頭葉と側頭葉の境目）に隣接しているため，外側溝を特定すればわかります．まず島回を見つけ，島回の外にカタカナの「コ」に見える場所があります．「コ」の前後にブローカ野とウェルニッケ野があります（**図2-3-3**）．初めはむずかしいかもしれませんが，回数を重ねることで，少しずつ脳画像を見るのに慣れていきます．

図2-3-3　ブローカ野とウェルニッケ野（大脳基底核レベル）

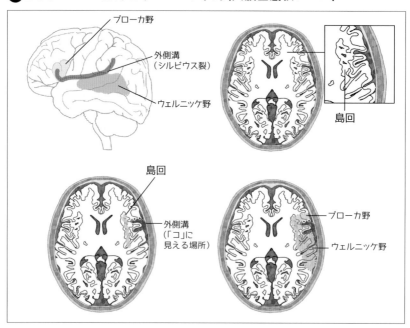

2．運動失語の脳画像

　ブローカ野だけの病変では，ブローカ失語（運動失語）になりません（超皮質性感覚失語になります）．ブローカ失語の代表的な発語失行（アナルトリー）は，ブローカ野の病変だけでは出現しません．発語失行の原因病変は，一次運動野（中心前回）の下部にある運動野の口腔顔面領域の障害によるものです（**図2-3-4**，**図2-3-5**）．「コ」の間のブローカ野の後ろに口腔顔面領域の運動野があります[4]．ここが障害されると発語失行が現れます．

図2-3-4　一次運動野（中心前回）とペンフィールドのホムンクルス

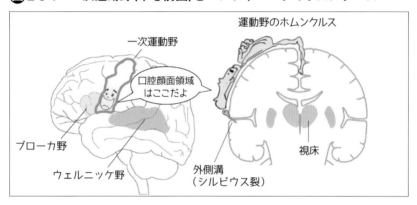

図2-3-5　ブローカ野とウェルニッケ野，その間の運動野

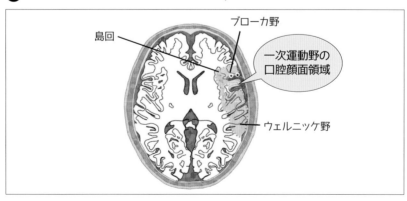

ここでは触れませんが，そのほかにも言語に関する領域は，縁上回，角回，補足運動野，中側頭回前部，中側頭回後部など，さまざまな領域が連携しています（第1章34頁「2.側脳室レベル−放線冠は「ハの字を探す」参照）.

❹失語症への看護ケア

1．言語障害の評価と看護計画

看護計画を立てる際，言語機能と脳画像の関係性から，患者の言語障害に対する病態予測を行い，立案に役立てることができます.

例えば，失語の鑑別の看護記録では，「患者の発話は非流暢で，言語理解は不良，復唱は不良なため全失語であると考えられる」と記載します．その後，全失語の一般的な症状（**表2-3-3**）と患者の症状を比較しながら，患者の生活背景や性格などを踏まえて，日常生活にどのような看護介入が必要か看護記録に記載し，看護計画に反映します.

2．失語の患者への対応で大事なこと

失語の患者の対応として，筆者がいつも感じていたのは，言語によるコミュニケーションが障害されたとしても，患者のそばに寄り添い日常生活を観察していれば，患者の言いたいこと，行おうとすることの予測がついてくる，ということです.

「この……メガネが……」と言いながら困っている患者がいて，その状況がテレビの前でいつも見ている番組の時間であれば，「はい，リモコン」と言って手渡し，患者も何事もなかったようにテレビを見るといったことがあります，本項の冒頭で述べたように，コミュニケーションは言葉だけではありません.

失語を発症した患者は，コミュニケーションのアウトプットもインプットも多かれ少なかれ障害されています．看護師は全身で「安心してください」と伝え，不安や困ったことがあればなんでも言ってくだ

さいという態度，表情でケアを行う必要があります．また，患者が何かを伝えようとするなら，細部に至る表情や言動に対して真摯に向き合う必要があります．

　障害がなくても，その人の思いや感情，考えていることは他者にすべてわかるものではありません，だからこそ安心・安全・安楽を基本にケアを提供する必要があります．

コラム　言語はコミュニケーション

多くの人にとって言語は日常的に利用するコミュニケーションの方法です．筆者も夜勤で何か言いたそうな患者を見かけると必ず時間をとり，その思いを聴くようにしていました．夜はとても情報を得られやすい時間帯です．患者も薄暗い病室に一人で不安と向き合う時間なのだと思います．だから，患者のナラティブの瞬間を大切にする特別な時間でもあります．30分以上病室で患者の話を聴くこともあったため，病棟の先輩からはよく怒られました．しかし，患者から怒られたことは一度もなく，患者とは信頼関係を築くことができたと思います．

引用・参考文献
1) Carter, R.：ブレインブック みえる脳. 養老孟司・監訳，内山安男，柚﨑通介・訳. 南江堂，pp140〜151，2012
2) 粳間　剛：国家試験にも臨床にも役立つ！リハビリ PT・OT・ST・Dr のための脳画像の新しい勉強法. 三輪書店，pp100-145，2019
3) 岩田　誠・監：プロが教える脳のすべてがわかる本. ナツメ社，p159，2011
4) 粳間　剛：前掲書，p108
・医療情報科学研究所・編：病気がみえる　vol.7　脳・神経 第2版. メディカ出版，pp160-163，2017
・林　裕子・監：自立生活を回復させるニューロリハビリ看護，メディカ出版，2019

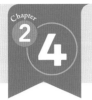

脳幹と瞳孔所見 —異常の早期発見が生命の維持に結びつく

脳神経外科病棟では，瞳孔の観察をする機会が多くあります．なぜ瞳孔の観察をするかというと，眼は脳の延長であり[1]，直接観察できる臓器だからです．瞳孔の観察は，脳のモニタリングであり生命の維持に結びつきます．

❶対光反射と脳神経

眼球の色が付いている部分を虹彩といい，その中心にある黒目の部分を瞳孔といいます．かすかな光に対しては，瞳孔が拡大（散大）して最大量の光線を取り入れますが，光が明るくなるにつれて，瞳孔は小さく（縮瞳）なります[2]．瞳孔は，瞳孔括約筋と瞳孔散大筋によって縮瞳・散大します（**図2-4-1**）．これを対光反射といいます．

この2つの筋肉を支配している神経は副交感神経と交感神経です．

図2-4-1 眼球の解剖

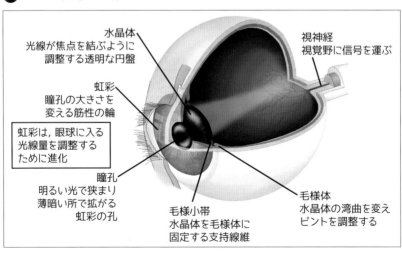

水晶体
光線が焦点を結ぶように
調整する透明な円盤

視神経
視覚野に信号を運ぶ

虹彩
瞳孔の大きさを
変える筋性の輪

虹彩は，眼球に入る
光線量を調整する
ために進化

瞳孔
明るい光で狭まり
薄暗い所で拡がる
虹彩の孔

毛様小帯
水晶体を毛様体に
固定する支持線維

毛様体
水晶体の湾曲を変え
ピントを調整する

図 2-4-2　対光反射と脳神経の構成

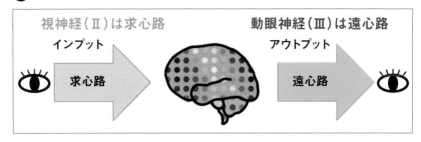

　瞳孔の対光反射は視神経（Ⅱ）と動眼神経（Ⅲ）の２種類の脳神経が関与しています（対光反射には，動眼神経の副交感成分が関与します）．光を知覚する視神経は，知覚信号を中枢神経系に伝達する求心路（インプット）を構成し，瞳孔を縮瞳させる動眼神経は，運動の信号を瞳孔括約筋に伝える遠心路（アウトプット）を構成します（図2-4-2）.

　光刺激は，視神経に沿って中脳の視蓋前野から両側の動眼神経核があるE-W核（エディンガー・ウェストファール核，Edinger-Westphal核）を介して，動眼神経と並行して走行する副交感神経線維に伝わります（図2-4-3）.そして，虹彩周囲の瞳孔括約筋が収縮することで瞳孔が収縮します．

　したがって，瞳孔の対光反射を評価することは，脳 12 神経の視神経・動眼神経と中脳の機能評価であり，頭蓋内環境の状態を知ることになります．特に脳神経疾患により意識障害が出現している場合，患者が自ら症状を表現できない状態でも，対光反射を評価することで，頭蓋内環境の変化を観察することができます．

　対光反射には，直接反射と間接反射があります．光を当てた眼の縮瞳を**直接反射**，その際の反対側の眼の縮瞳を**間接反射**といいます．正常な状態では，片方の眼に光刺激を与えた場合でも両方の縮瞳を見ることができます．間接反射は，先ほど述べたように光刺激の電気信号が中脳において両側のE-W 核に伝わるために生じます．これら２種類の反応を観察することで，反射経路の障害部位を予測することができます．

図 2-4-3　瞳孔対光反射の経路

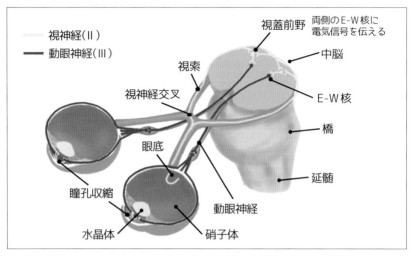

眼に入る光線は，角膜，瞳孔，水晶体，硝子体を通り，眼底の視神経で感知される．

図 2-4-4　瞳孔不同

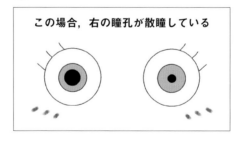

この瞳孔対光反射が障害された場合，瞳孔不同という状態になります．**瞳孔不同**とは，左右の瞳孔の大きさが同じではない状態をいいます．どちらかが，小さい，またはどちらかが大きい状態です．そこで重要となるのが，片方の瞳孔が大きい状態です（**図2-4-4**）．

❷瞳孔対光反射の経路の障害

この瞳孔対光反射の経路を障害する状態として，脳神経病棟で起きやすい頭蓋内圧亢進と脳ヘルニアについて説明をします．

1．頭蓋内圧亢進

　頭蓋内は，脳実質（約80%），脳脊髄液（約10%），脳血液（約10%）の割合で，一定の頭蓋内圧が保たれています．頭蓋内という閉鎖空間の中で脳が腫れたり（脳浮腫），出血，腫瘍などが生じたりすると頭蓋内圧が亢進します（第3章114頁「1　頭蓋内圧（ICP）の管理」参照）．頭蓋内圧が亢進すると頭痛，嘔吐，視力障害，意識障害などが生じます[3]．

2．脳ヘルニア

　頭蓋内に，出血や脳浮腫などが発生すると，頭蓋骨で覆われている脳は逃げ場を求めて，隙間に向かって押し出されます．これを脳ヘルニアといいます（図2-4-5）．もし職場などで上司からの変な圧力を感じたら，すぐに逃げましょう．そうしないと圧迫により，大切な自分が歪んでしまいます．話は戻りますが，脳ヘルニアのなかで特に注意が必要なのが，短時間に発症するテント切痕ヘルニア[*1]と大後頭孔ヘルニア[*2]です．

＊1 テント切痕ヘルニア：頭蓋内圧亢進により大脳が圧迫を受けて，その一部がテント切痕（小脳テントの内側）から出たもの．
＊2 大後頭孔ヘルニア：頭蓋内圧亢進により小脳が圧迫を受けて，その一部が頭蓋骨の底にある大後頭孔から出たもの．小脳扁桃ヘルニアともいう．

図2-4-5　脳ヘルニアの種類

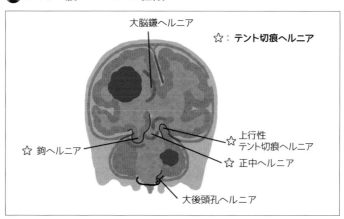

急激に頭蓋内圧が亢進し，脳ヘルニアになったとき，特に脳幹部や延髄の圧迫では呼吸停止にいたります[4]．姿勢反射では，除脳硬直[*3]が発生します．鉤ヘルニアをきたした場合には，中脳の動眼神経麻痺を起こし，病側の瞳孔が散大し，瞳孔不同を呈します（**図2-4-6**）（第1章38頁「4．中脳レベル―大脳脚はネズミの耳を探せ！」参照）．

*3 除脳硬直：上肢では肘関節の伸展，前腕の回内，手関節は軽度屈曲，下肢では膝関節の伸展，
　足関節の底屈がみられ，身体が弓なりになる．中脳や橋が障害されることで起きる．

図2-4-6　動眼神経麻痺による瞳孔不同

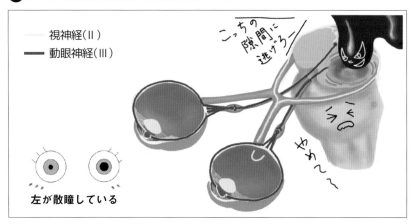

❸看護における対応

　瞳孔対光反射で異常が出現した場合，テント切痕ヘルニアを起こしている可能性および呼吸停止の事態となる可能性をアセスメントできます．そのような場合，危険な頭蓋内圧の亢進を軽減する必要があります．CT検査やMRI検査を行い，脳ヘルニアの出現の可能性を予測したり，あるいは進行する意識レベルの低下や神経所見の悪化がみられる場合には，脳組織への影響に対する臨床判断を行い，病態の重篤化回避のためのモニタリングとケアを実施します．

> ### コラム　眼は心の窓
>
> 「君の瞳はきれいだね」というセリフがありますが，あれは虹彩のことを言っているのか，瞳孔のことを言っているのか，はたまた角膜に光が当たりきらめく様子を言っているのか，疑問に思うことがあります．ちなみに筆者は，虹彩の色と模様が好きですが，誰もゆっくり見せてはくれません．古代ギリシャの哲学者であるプラトンは「眼は心の窓」と言っており，人の眼がその人の心の裏や本性をそのまま表すそうです．相手の眼について注意を向けることは，とりあえず重要そうだということがわかります．

引用・参考文献
1）　Carter, R.：ブレインブック みえる脳，養老孟司・監訳，内山安男，柚﨑通介・訳. 南江堂，p78，2012
2）　Wilson-Pauwels, L., 他・編：ビジュアルテキスト脳神経. 高倉公明・監訳，齋藤　勇，寺本　明・訳. 医学書院，p40，2004
3）　井上　亨・監：脳神経外科配属ですか?! メディカ出版，pp55-56，2019
4）　田村綾子，他・編：脳神経ナース必携 新版　脳卒中看護実践マニュアル. メディカ出版，pp183-188，2015
・石山光枝・監：今さら聞けない脳神経外科看護の疑問 Q&A. メディカ出版，pp23-31. 2011
・小笠原邦昭・監：病態生理から考える脳神経疾患看護のポイント Q&A200. メディカ出版，pp68-73. 2011
・医療情報科学研究所：病気がみえる vol.7　脳と神経. メディカ出版，pp224. 2011

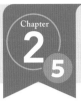

高次脳機能障害
——目に見えない障害を理解しよう

Chapter 2 5

　「高次脳機能」とは言語，記憶，認知，判断，行為など，大脳皮質が関与し，大脳半球優位性と局在性が明確な脳機能をいいます．これらの機能が障害された状態を高次脳機能障害といい**(図2-5-1)**，「何度言っても覚えられない」「集中できない」「急に怒りだす」「1つのことに固執する」など，周囲の状況に合った行動をとることができず，日常生活や社会生活など，あらゆる場面に影響を及ぼします．

　高次脳機能障害は，以下の特徴から「見えない障害」ともいわれています．

高次脳機能障害の特徴
① **外見上からはわからないため他人から理解されにくい**
② **本人自身も障害を認識することがむずかしい**
③ **障害は日常生活で現れやすい**

図2-5-1　さまざまな高次脳機能障害

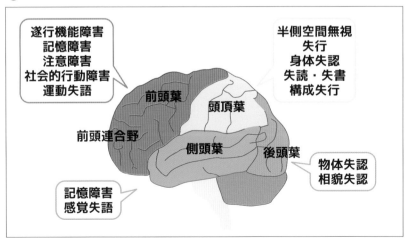

　看護師向けの本では，よく患者とじっくりと向き合って……という表現を見かけますが，看護学生のときとは違い，看護師として働くと，1人の患者とじっくりとかかわる時間をつくることがむずかしく，限られた時間の中で多くのタスクをこなさなければなりません．その中で高次脳機能障害をもつ患者を観察し，困っていることに気づくのは，なかなか困難です．だからこそ，脳画像などから障害を予測し，知りたい情報を取りに行く＝その時間・場所を確保することが必要です．ただルーチンで患者のところに行くのではなく，「Aさんは○○障害があるかも……」と意識し，観察することで，患者の困っていることが見えてきます．

❶記憶障害

1．記憶とは

　記憶とは，情報を①覚える（記銘），②一定時間覚えている（保持），③思い出す（想起）という3つの過程から成り立っています[1]（図2-5-2）．記憶障害はこの3つの過程のどこかが障害されて，情報を正しく思い出すことができなくなります．

　記憶には種類があり，記憶内容による分類[2]（エピソード記憶，意味記憶，手続き記憶）（図2-5-3）や時間軸による分類（短期記憶，長期記憶）があります（図2-5-4）．短期記憶は作業記憶（ワーキングメモリ，後述）と即時記憶，長期記憶は近時記憶と遠隔記憶に分けられます（図2-5-4）．

　短期記憶を繰り返すことで長期記憶へと移行することができます．このメカニズムはシナプスの可塑性といわれます．しかし，記憶では脳の多くの部位が連携していて，そのしくみについての詳細はわかっていません．

図 2-5-2　記憶とは

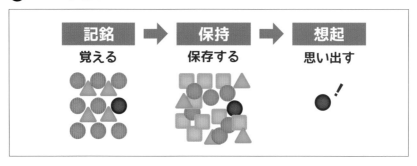

図 2-5-3　記憶内容による記憶障害の分類

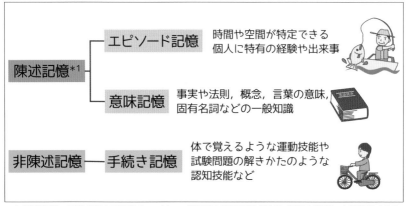

＊1 陳述記憶：言語で表せる記憶で，エピソード記憶と意味記憶がある．経験や学習により獲得できる．

図 2-5-4　記憶の時間軸による記憶障害の分類

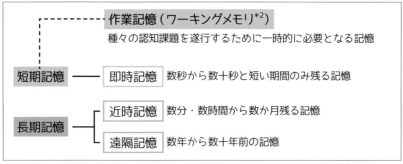

＊2 作業記憶：作業記憶は「情報を処理するために一時的に保持するもの」であり，「記憶を処理」することから，短期記憶が発展したものと考えられている．

2．作業記憶（ワーキングメモリ）とは

　短期記憶の概念から発展した作業記憶（ワーキングメモリ）は「ひとの複雑な認知作業において，必要となる情報を一時的に利用できるような短期記憶として保持し，それを処理するしくみ」であり，非常に高次の複雑な作業が行われています．情報を集めて総合的に処理する作業台のようなものです[3]．この作業台の大きさは人によって異なります．ワーキングメモリの働きによって，私たちは瞬時に適切な判断を行うことができ，日常生活や仕事を支える重要な機能です．この機能の特徴は，長期保存ではなく「一時的な保存」で，その容量はとても小さく，必要がなくなったり，新しい情報が入力されると消去されます（図2-5-5）．

　ワーキングメモリの作業では，前頭連合野と同時に頭頂連合野やほかの部位も活性化し，長期記憶への移行では，海馬が感覚連合野や運動連動野からの情報を整理しています．

図2-5-5　作業記憶（ワーキングメモリ）は容量が限られる

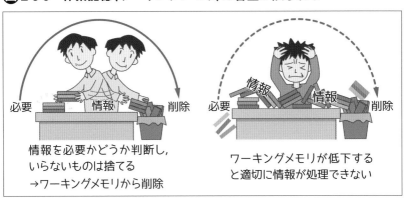

情報を必要かどうか判断し，
いらないものは捨てる
→ワーキングメモリから削除

ワーキングメモリが低下する
と適切に情報が処理できない

3．記憶障害の症状と対応

　ワーキングメモリは，遂行機能（82頁）や注意機能（83頁）にもかかわってきます[4]．そのためワーキングメモリの機能が低下すると，課題の遂行（計算や内服など）（Memo❶）や瞬時の判断，注意（集中や選択）などの高

次脳機能にも障害も引き起こし，社会生活に影響を及ぼします．なお記憶，見当識，計算といった認知機能の状態を客観的に評価するテストとしてMMSE（Mini Mental State Examination：ミニメンタルステート検査）やHDS-R（改訂長谷川式認知症スケール）があります **(Memo ❷)**.

1）症状

　記憶障害の症状は，日常生活のありとあらゆる場面で見られるので，記憶ごとに区別をすると大変なのでざっくりと示します．

・新しいことが覚えられない
・内容の想起が困難
・人物の名前，顔が覚えられない
・話しの文脈を理解できない
・計算ができない
　など．

2）対応[5]

・何度も繰り返し練習する．
・記録する（メモリーノート[*3]，ICレコーダーの活用など）.
・情報を視覚化する（メモを書く，メモを貼り出す）.
・情報量を少なくする．
・行動をパターン化する（1日のスケジュールを決める）.
・物の置き場所を決める，使用後は元に戻す．
・見える場所に必要な物を置いておく．
・日常の行動でできていることを伝えて安心してもらう．

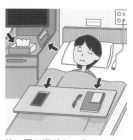
物の置き場所を一定にする

*3 メモリーノート：記憶障害に対して用いられる補完手段の一つ. 行動の記録やスケジュールなどを記載し，他者との情報共有にも用いられる.

内服薬の自己管理
—

内服薬の自己管理は，記憶障害や認知機能低下があると容易ではありません．
次にあげるような病院で決められた内服薬の自己管理開始のルールに沿って進めていくことが多いと思います．
段階的内服薬自己管理の進め方の例：事前に患者の目の前に「薬があります，食後に声をかけてください」というメッセージを置いて看護師が対応する→メッセージをなくし患者自ら食後「薬をお願いします」と発信してもらう→看護師が1回分をセットし患者が自分で服薬する（ノートなどに飲んだことをチェックしてもらう）→1日分を自己管理→3日分を自己管理→1週間分を自己管理と管理日数を増やしていくようにする．

認知機能の検査⁵⁾
—

①**MMSE（Mini Mental State Examinaton：ミニメンタルステート検査）**
・カットオフ値*⁴：23/30
・世界中で用いられている認知症の検査で，認知機能のレベルを点数化し，客観的に把握できます．
・時間と場所の見当識，計算，文章復唱，図形模写など11の評価項目で構成されています．
・回答方法が，口頭以外に文章の記述や図形描写などもある点が，口頭のみのHDS-Rと異なります．
・評価項目の問3では記銘，問4では作動記憶，問5では想起，問6では物品呼称による即時記憶の能力をチェックすることができます．
②**HDS-R（改訂長谷川式認知症スケール）**
・カットオフ値：20/30
・見当識や記憶，計算などの認知機能を評価するための9つの評価項目から構成されています．
・回答方法は口頭になり，MMSEに比べ記憶力に重点が置かれています．

＊4 カットオフ値：認知症疑いとなる評価点

❷遂行機能障害[2)5)]

　遂行機能とは，言語や記憶，注意，視覚認知など，さまざまな高次脳機能が正常に保たれ，連合していることを基本とし，「目的のために一連の複数の過程を効率的に行う」能力のことです．遂行機能障害は「目標の設定」「プランニング」「計画の実行」「効果的・効率的な行動」のいずれかに障害があり，「目標を設定し，そのプロセスを計画し，効果的に行動していくことができなくなる」状態です．

1）症状

・約束の時間に間に合わない．
・物事を途中で投げ出してしまう．
・依頼どおりに行えない．
・予定以外の出来事に対応できない．

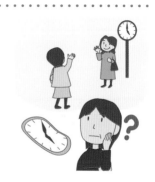

2）対応

・作業環境を整える（静かな場所，整理整頓された場所）．
・行動前に具体的な行動パターンを提示する（ゆとりをもつ，視覚化する）．
・作業は小さい単位とし，休憩しながら行う．
・マニュアルやチェックリストを作成する．
・アラームを設定する（行動の開始・終了）．
・注意事項は目立つよう視覚化し，確認しやすい場所に貼り出す．

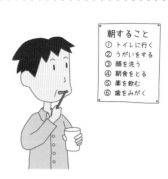

❸注意障害

　注意とは認知機能の基盤であり，脳に届く大量の感覚情報の中から特定のある情報に意識を向ける働きです．注意障害は「注意が散漫になり，他の刺激に気が移りやすく，落ち着いて一つのことに取り組むことが困難になる」状態のことをいい，その症状は多彩です．また心理面と深く関係していて，感情の不安定や疲労感により，症状が強く出ることがあります．

　注意は「全般性注意」と「方向性注意」に分けられ，前者の障害は「持続性注意障害」「選択性注意障害」「分配性注意障害」「転換性注意障害」の4つ，後者の障害は「半側空間無視」です．半側空間無視については次項で述べます．

1）症状

　全般性注意障害の概要を**表2-5-1**にあげます．

表2-5-1　全般性注意障害の分類と症状

	症状	【例】
持続性注意障害	・集中力が持続しない ・疲れやすい ・運動維持が困難	・一定時間集中して作業を行うことができない
選択性注意障害	・無関係な刺激に注意を奪われる ・複数の情報から必要な対象を選択できない	・お店で欲しい物が買えない ・人混みの中で周囲が気になって，やるべきことができない
分配性注意障害	・複数の課題を同時に行うことができない	・電話をしながらメモをとることができない
転換性注意障害	・1つの対象に強く固執し，別の対象に切り替えることができない	・止められるまでやり続ける ・1つの場所にこだわり，探し物が見つからない

2）対応

　患者が必要なことに集中できるように，情報量の調整，環境調整，時間調整を行います．

　病棟では多くのスタッフがかかわるため，バラバラな対応で患者を混乱させないよう，統一した対応を行います．

- 気が散る原因を取り除く（カーテンやついたてなどで場を仕切る）．
- 単純な作業内容にする．
- 状態に見合った情報量にする．
- 注意事項はわかりやすく視覚化し，見えるところに貼り出す．
- 要点を絞って伝える．

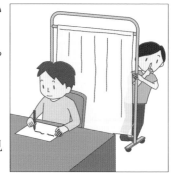

カーテンやついたてで仕切ることで周囲からの入ってくる情報量を少なくする．

❹半側空間無視[2]

　脳の損傷，特に右大脳半球の損傷により左半側空間無視が多くみられます（**Memo❸**）．視野に問題はなく，目では見えているのに，片側の空間を意識するという考え自体が欠けているため，認識できない・見落とすといった症状を認めます．半側空間無視のテストとして線分抹消試験などがあります（**Memo❹**）．

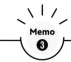

なぜ左半側空間無視が多いのか

正常な場合，左脳は右だけを認識しますが，右脳は左右両方を認識しています．

左脳が損傷
➡ 右脳も右を見ているため右空間無視は軽症

右脳が損傷
➡ 左を見ているのは右脳だけのため左空間無視が出る！

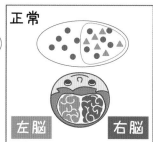

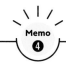

半側空間無視のテスト

半側空間無視？と思ったら…
・紙に1本線を引いて，半分のところに印をつけてもらいましょう（線分二等分試験）．これならすぐにできますね！
・筆者はよくステート（聴診器）を患者の目の前に出して，その半分のところを触ってくださいと言ってみます．

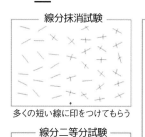

線分抹消試験
多くの短い線に印をつけてもらう

線分二等分試験
線の中央に印をつけてもらう

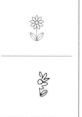

見本模写試験
見本と同じ絵を描いてもらう

1）症状

・左側の物にぶつかる.
・食事の際に左側の物を残す.
・左側のひげを剃り残す.
・左側の車椅子のブレーキをかけ忘れる.

2）対応[5]

・意識的に無視側に注意が向くよう声をかける.
・見落としや無視が軽減するように患者と相談して環境を整える.
・食事時は左側が見える位置にお膳を配置する(右側にずらす).
・車椅子のブレーキハンドルを意識できるよう長くする(サランラップの芯を被せるなど気づきやすいように工夫してみる).
・患者の精神面を考慮しながら, 少しずつ指摘を増やしていく(剃り残しがある, 食べ残しがある場合など).

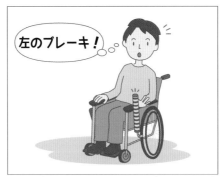

左(半側)空間無視があると, 左のブレーキをかけ忘れ, 左足を下ろし忘れていることがあり, 転倒の危険があるため, 周囲の人が何度も指摘し, 「実際の左側」を理解させることが, 半側空間無視のリハビリテーションとなる.

❺社会的行動障害[2)]

　社会的行動障害は「欲求・感情を抑制する能力の低下，意欲・発動性・対人対応能力の低下，強い固執性・依存性など対人関係の障害」です．私たちは多くの場合，家族，学校・職場といった集団の中で，他者とかかわりながら生きています．自己の感情をコントロールし，相手の意図や気持ちを理解し，コミュニケーションをとっています．そのため行動や感情をその場面の状況に合わせてコントロールできなくなることで，社会から孤立してしまうこともあります．

1）症状

　社会的行動障害の病状には表2-5-2にあげたようなものがあります．

表2-5-2　社会的行動障害の症状

意欲・発動性の低下	・何事にも意欲がもてない ・一日中ぼーっとしている
情動コントロールの障害	・イライラした気持ちを抑制できない ・怒りを爆発させる ・突然大声を出したり暴力的になる
対人関係の障害	・相手の気持ちや表情を察することができない ・場の雰囲気を読み取れない
依存的行動	・幼稚な言動 ・簡単なことでも判断を他者に任せる
固執	・新しいことに対応できない，修正できない ・些細なことにこだわる ・一つのことを始めると，止められるまでやり続ける

2）対応

・スケジュール表やチェックリストを作成し具体的に提示する．
・できそうなことから始める．
・イライラする事象から遠ざける．
・不適切であった場合は，はっきりと指摘する．
・怒るポイント・きっかけを理解し，怒らない環境
　をつくる．

・自分で怒りの原因などを気づくことができるようにかかわる.
・「○○しなさい」「○○はだめ」ではなく,「相手が嫌な気持ちになるからやめよう」「○時までにこの作業を行います」など具体的な言葉で伝える.
・行う内容や時間を説明,必要ならタイマーをセットする.

❻看護でのポイント

1. 長期的視野をもつ

　前述したとおり,高次脳機能障害の症状は複合的で多彩であるため,対応は1つではありません.患者個人に合った環境づくりと対応が必要です.

　回復期病棟の入院期間は最大で180日ですが,高次脳機能障害のリハビリテーションは長期戦です.回復期病棟退院後もリハビリテーションが必要となる場合があり,家族や周囲の支援がとても重要です.発症後1年以上経過してから改善することもあるため,社会的な交流の機会をもつことは大切です.

2. 障害を発見できる場面を見逃さない

　脳の障害部位により出現する症状はある程度決まっています.事前に脳画像から障害部位から起こり得る高次脳機能障害を予測し,意識して患者の言動を観察することが大切です(第1章32頁「4.脳疾患の症状と脳スライスレベルの見かた」参照.

　ただ,脳の各部位はお互いに関連し合って働いているため,病巣に対し単一の症状が現れるよりも,複合的に現れることのほうが多く,症状の程度も人によって異なり,多彩です.また,病巣からは予測できない症状が出現することがあり,症状を正確にとらえることがむずかしい場合もあります.

　急性期では，意識障害やせん妄，通過症候群[*5]が起こる場合があり，高次脳機能障害の評価が困難なことがあります．離床し活動することで初めて障害に気づくことも多いです．脳画像の所見にとらわれずよく観察し，患者が生活の中で何につまずいているのかを理解すること，そして目の前の患者の症状一つひとつに対応していくことが大切だと思います**（Memo❺）**．

[*5] 通過症候群：脳の障害で，急性期より回復する過程（通過時期）でみられる病状．症状は，うつ状態，幻覚，情動障害などさまざまである．

Memo
❺

障害を発見できる場面とは

半側空間無視の場合，食事のときに片側の食物が残っているはずです．このように日常生活のどこかで，障害を発見できる場面があるはずです．今日は食事場面を観察しよう！などと注目する点を決めて，その日のスケジュールを立てることも大切です．

3．支援は家族も必要

　在宅療養生活では，家族は 24 時間毎日患者の障害に向き合っており，患者の突発的な暴言や行動に落ち込んだり，家族の体調不良もあり心身の健康が損なわれることもあります．支援は患者だけでなく家族にも必要です．患者・家族が住み慣れた家や地域で自分らしく生活できるよう，患者対応のポイントの指導や地域の社会資源情報の提供が大切です．

コミュニケーションの講演会で

ある講演会で看護師のコミュニケーション能力の研究紹介があり「看護師 A は B と話しているのに，他の C と D の会話も聞いており，関係ある部分に意見し，なおかつナースコールにも出る．これってすごいことですよ」と言われました．

看護師は多重課題ができることが当たり前のようになっていますが，それをすごいと言ってもらえて，「そうなんです，高次脳機能フル回転でがんばって働いています！」と嬉しくなったことがあります．

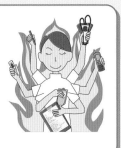

引用・参考文献

1) 長田　乾，小松広美，渡邊真由美：記憶障害．認知神経科学 13：118-132，2011（https://www.jstage.jst.go.jp/article/ninchishinkeikagaku/13/1/13_1 18/_pdf）
2) 林　泰史，中江暁也・編著：脳卒中のリハビリテーション—急性期・回復期・生活期のリハビリ訓練．インターメディカ，pp180-193，2020
3) 坂井建雄，久光正・監：ぜんぶわかる 脳の事典．成美堂出版，pp110-119，2011
4) 山口晴保：注意障害と認知症．認知症ケア研究誌 3：45-57，2019
5) 波多野武人・編著：まるごと図解 ケアにつながる脳の見かた．照林社，pp124-151，2016
・森田秋子，他：特集　本当にわかりやすい高次脳機能障害の理解とサポート．リハビリナース 8：7-63，2015

脳疾患と摂食嚥下の関係
――摂食嚥下障害患者の理解とケアのポイント

　摂食嚥下動作はさまざまな神経が複雑に作用して発動されます．そのため脳疾患患者では，さまざまな摂食嚥下障害が起こり得ます．

　摂食嚥下リハビリテーションでいちばん効果的なのは，やはり"食べる"ことだと思います．摂食嚥下障害患者にとっては，早期に"食べる"訓練を開始できることで，嚥下関連筋群の廃用予防にもつながり，経口摂取移行への近道になります．早期に，そして安全に経口摂取が開始できるよう，全身状態を確認・改善し，適した食事形態を見極め，安全な食事介助や摂食動作の練習を組み込むことが，患者の「おいしい」につながります．

　摂食嚥下リハビリテーションは，けっして言語聴覚士だけが行うわけではありません．患者の嚥下動作や食事場面を注意深く観察し，患者の「食べたい」をかなえるには，やはり看護師の観察力，日々のケアが重要です．

　さらに各専門職の知恵を持ち寄ることで，より安全でおいしい食事を提供することができます（**表2-6-1**）[1)2)]．

　安全に食事摂取ができるように，看護師もアセスメント力，食事介助の技術を磨いていく必要があります．

表2-6-1　摂食嚥下障害における連携する職種とその役割

医師	全身管理，リスク管理，治療方針の選定，食事の指示，患者・家族へのインフォームド・コンセント
言語聴覚士	嚥下機能評価，嚥下訓練
理学療法士・作業療法士	意識レベルの賦活，ＡＤＬ改善，食事姿勢調整，食事動作訓練
管理栄養士 ※栄養サポートチーム(Nutrition Support Team；NST)*¹の介入があると，より詳細な評価・対応が可能となる	栄養状態の評価，食事調整※
歯科医師・歯科衛生士	口腔機能評価，口腔内環境維持
薬剤師	内服薬の形状の変更や投与方法の検討，薬剤効果・副作用のモニタリング
ソーシャルワーカー，ケアマネジャー	退院支援，環境調整，社会資源の調整

*¹栄養サポートチーム(NST)：nutrition support team. 適切な栄養管理のために，医師，看護師，薬剤師，管理栄養士，臨床検査技師，理学療法士(PT)，言語聴覚士(ST)，歯科医師などで構成された医療チームである.

❶摂食嚥下のモデルと評価

　摂食嚥下障害とは，どのような状態を思い浮かべるでしょうか？食事ができない患者でしょうか？

　摂食とは，食物を目や香りで「食べ物である」ということを認識し，口に運び，咀嚼をすることを示します[3].

　嚥下とは，食物や液体をゴクンと飲み込むことを指しています.

　つまり，摂食嚥下障害とは飲み込みの障害だけではなく，食べようと意識すること，行動することが障害された状態も含まれています[1)3)].

1. 摂食嚥下の5期モデルと評価ポイント

　まずは，正常な摂食嚥下の流れについて理解しましょう. 摂食嚥下を観察する際には，摂食嚥下の流れを5段階(先行期，準備期，口腔期，咽頭期，食道期)に分けて評価を行う5期モデル[4)]を使用します(図2-6-1).

図 2-6-1　摂食嚥下の5期モデル

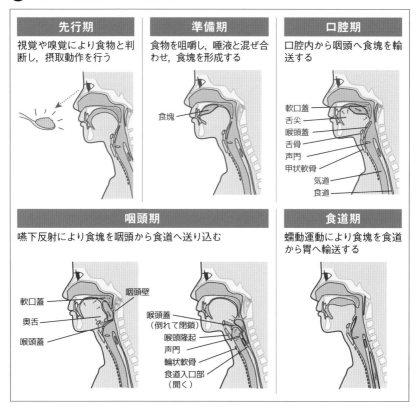

先行期
視覚や嗅覚により食物と判断し，摂取動作を行う

準備期
食物を咀嚼し，唾液と混ぜ合わせ，食塊を形成する

食塊

口腔期
口腔内から咽頭へ食塊を輸送する

軟口蓋
舌尖
喉頭蓋
舌骨
声門
甲状軟骨
気道
食道

咽頭期
嚥下反射により食塊を咽頭から食道へ送り込む

咽頭壁
軟口蓋
奥舌
喉頭蓋

喉頭蓋
（倒れて閉鎖）
喉頭隆起
声門
輪状軟骨
食道入口部
（開く）

食道期
蠕動運動により食塊を食道から胃へ輸送する

先行期

　食物を認識し「食べよう」と意識をする段階です．しっかり覚醒し，目で見て，香りをかいで，手に持ち，食物であると認識をすること，そして，その食物を食べるという行動を起こすことです[1)2)]．

➡意識障害で覚醒不良がある場合は，この先行期に障害があると考えられます．

準備期

　口腔内に取り込んだ食物を食塊形成する段階です．**食塊形成**とは，臼歯・舌・頬を使用し食物を咀嚼し，唾液と混ぜ合わせ，飲み込みや

すい形をつくることです．単に食物を粉砕することではないというのが準備期のポイントです[1)2)]．

➡嚥下後に口腔内に砕けた食物が残っているようであれば，食塊形成困難，つまり準備期の障害があると考えられます．その評価のためには，歯の状態，義歯の状態，舌の動きをよく観察しなければなりません．

口腔期

食塊を咽頭まで輸送する段階です．舌を使い，咽頭まで食塊を運びます[1)2)]．

➡舌の麻痺や萎縮がある人は食塊形成だけではなく，輸送する運動も困難になります．

咽頭期

反射により嚥下を行う段階です．つまり「ごくん」と飲み込む段階です．口腔期で輸送された食塊が奥舌・軟口蓋・咽頭後壁へ達すると，延髄にある孤束核と網様体を介し，嚥下反射が誘発されます．嚥下反射の誘発後は嚥下筋群を支配する三叉神経・顔面神経・舌咽神経・迷走神経・舌下神経を介し，舌骨の挙上・喉頭の前上方向への挙上(同時に喉頭蓋の反転，食道入口部の開大が起きる)，咽頭筋を収縮させ食物を食道へ押し込みます[2)3)5)]．外見からは，喉頭隆起(いわゆるのど仏)が持ち上がり，その後，元の同位置まで戻る様子がみられます．この嚥下反射が一度誘発されると，嚥下運動を止めることはできません[3)]．

食道期

嚥下反射誘発時に喉頭の挙上と同時に食道入口部が開大し，食塊が食道へ押し込まれます．その後は食道の蠕動運動により食塊が胃へ輸送されます[1)3)]．

2．摂食嚥下のプロセスモデル

　摂食嚥下の5期モデルを紹介しましたが，私たちは固形物を摂取する際は，咀嚼しながら食物を徐々に咽頭内へ送り込んでいます．つまり5期モデルの準備期と口腔期が同時に発動している場合があります．

　意識的に咀嚼をしているときは口腔内に保持することもできますが，無意識に咀嚼している際には，食塊形成できた物から咽頭内へ送り込んでいきます．誰にでも口腔内に食物が残っている状態で，嚥下反射が誘発される経験があるでしょう．これも正常な機能であり，これを示したものがプロセスモデル[3]（**図2-6-2**）です．

図2-6-2　摂食嚥下のプロセスモデル

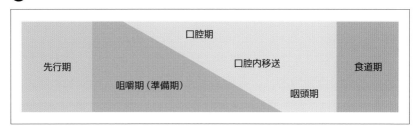

❷摂食嚥下障害の脳画像

　嚥下運動は，随意運動と反射により成り立っています．前述した5期モデルの先行期から口腔期までは随意運動ですが，咽頭期からは反射運動で行われます[3]．脳神経が障害されると，舌・口腔組織を随意的に動かすことが困難になったり，嚥下反射が誘発されないということが起こります．

　脳画像から神経の通り道が障害されているかを確認することで，嚥下にかかわる障害も見極められます（第1章32頁「4.脳疾患の症状と脳スライスレベルの見かた」参照）．

1．球麻痺

　延髄の嚥下中枢が障害されると，嚥下反射が誘発されず，唾液すらも飲み込むことが困難になります．これを球麻痺とよび，代表疾患としてはワレンベルグ症候群（延髄外側症候群）があります[2)3)6)7)]（図2-6-3，図2-6-4）．

2．偽性球（仮性球）麻痺

　球麻痺は延髄の嚥下中枢の障害であることに対し，延髄より上位の運動ニューロンが両側性に障害された際に起こる嚥下障害を偽性球（仮性球）麻痺とよびます．こちらは，さらに病変部位に応じて①皮質・皮質下病変型，②内包・大脳基底核病変型，③脳幹部（橋，中脳）病変型に分けられています[3)6)]（図2-6-5，図2-6-6）．

　一側性の大脳病変でも嚥下障害は起こります．症状としては，意識障害や高次脳機能障害による嚥下障害を呈します．一側性の病変による嚥下障害は，急性期には意識障害のため重度となりますが，咽頭期の障害は軽度なことが多く，覚醒やリハビリテーションにより改善が期待できます[3)6)]．

1）皮質・皮質下病変型

　失語や高次脳機能障害を併発することが多く，先行期の障害への対応も必要になります[3)6)]．

2）内包・大脳基底核病変型

　錐体外路症状を呈することが多く，口腔・顔面・嚥下筋群のスムーズな運動や協調運動が阻害されるため，舌・口腔・咽頭機能の低下がみられます[3)6)]．

3）脳幹部（橋，中脳）病変型

　障害部位が広範囲に及ぶことで，延髄の機能低下も引き起こし，球

麻痺症状を呈することがあるため注意が必要です．また，一側性であっても症状が強く出ることがあるため，脳幹部の病変の場合は嚥下障害を疑って観察を行うことを推奨します[3)6)]．

図2-6-3　ワレンベルグ症候群（延髄外側症候群）の横断像と主な症状[2)]

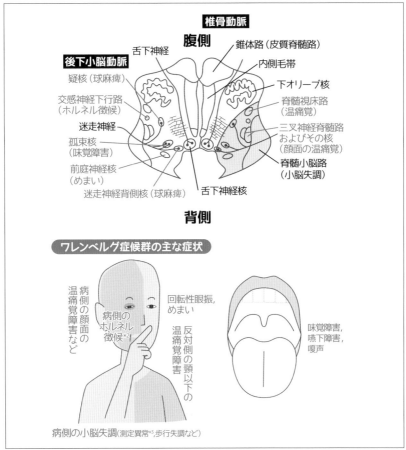

*2 ホルネル徴候：眼瞼下垂，瞳孔の収縮（縮瞳），発汗の低下などがみられる．原因となる疾患にはワレンベルグ症候群（延髄外側症候群），パンコースト症候群などがあり，頸部交感神経が障害され発生する．名称はスイスの眼科医ヨハン・フリードリヒ・ホルネルによる．
*3 測定異常：手や足の運動する範囲を制御できない状態をいう．例えばテーブルのコップを手に取ろうとして，その前までしか手を伸ばせない（測定過小），または通り過ぎてしまう（測定過大）ことが起きる．

図 2-6-4
ワレンベルグ症候群の脳画像

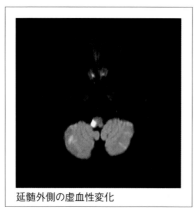

延髄外側の虚血性変化

図 2-6-5　偽性球麻痺の病態[8]

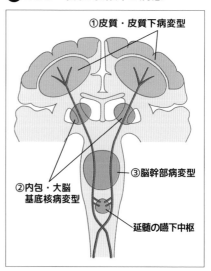

①皮質・皮質下病変型

③脳幹部病変型

②内包・大脳
基底核病変型

延髄の嚥下中枢

図 2-6-6　偽性球麻痺の脳画像

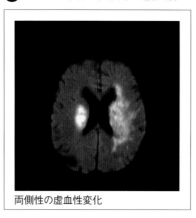

両側性の虚血性変化

❸摂食嚥下障害患者のケアと看護師の役割

　摂食嚥下障害の患者は先にも述べたように，食べること・飲み込むことが困難になります．その場合，食事でむせてしまったり，誤嚥性肺炎を起こしてしまう可能性があります．何より「食べる」という楽しみが奪われてしまうことで，quality of life（生活の質，以下QOL）を低下させてしまうことになりかねません．

　では，そんな患者に対し，看護師としてできることは何でしょうか？

1．観察

看護師の大事な役割である患者の観察です．

1）意識レベル

・・

覚醒状態が安定していないと食べられません．覚醒状態が維持できていること，意識レベルの変動がないかを観察します[9]．

2）口腔内衛生環境[1)4)9)]

・・

私たちは，①唾液による自浄作用，②食事を摂ることで舌・口腔内粘膜がこすれて剥がれ落ちること，③１日数回の歯磨きを行うことなどで口腔内の衛生を保っています．しかし，脳疾患患者は，食べるという口を動かす機会の減少，絶飲食による唾液の減少に伴う自浄作用の低下，麻痺による口腔顔面機能の低下により，口腔内が汚染されます．

さらに，意識レベルの低下や経鼻胃管の挿入などにより口呼吸が誘発され，さらに口腔内の乾燥・汚染が助長されていくという悪循環に陥ります．また，口腔内が乾燥・汚染している状態では，口を動かしにくくなり，さらに摂食嚥下や会話がしづらくなるという状況に陥ります．

3）摂取動作・摂取状況・摂取量

・・

食事を口から摂取している患者には，摂取動作，摂取状況，摂取量の観察を行います．麻痺や高次脳機能障害により，食具の使用困難や摂取速度の上昇がある場合は誤嚥のリスクが高まります[10]．食べているときに頻繁にむせこんでいないか，むせている場合の食物は水分なのか固形物なのかによっても，対処方法が異なりますので，詳しく観察することが必要です[1)2)]．また，むせるタイミングによっても介入方法が異なります．特に粥食の患者は，お粥が離水（Memo❶）していないかも重要な観察点です[9]．

それに加え，摂取動作の困難やむせにより摂取量に影響していないかも観察します．食事の摂取量が低下している場合は，食欲の低下や味覚の変化など，その原因についても探っていく必要があります[2]．

お粥の離水[9]

食事中のお粥は時間の経過とともに，水分が出てくることがあります．これは唾液に含まれるアミラーゼという成分がお粥のデンプンを溶解し，離水をさせているからです．患者の口に入ったスプーンには，少なからず唾液が付着しています．これをお粥の器に入れることでアミラーゼが混入され，お粥の離水が進んでいきます．食事の後半にお粥でむせている患者がいたら，この離水が原因の可能性があります．これを予防するには，スプーンでお粥をかき混ぜないことです．お粥をかき混ぜる行為は，唾液をお粥に混ぜ込み離水を促進させます．離水を防止する方法としては，ほかにも，お粥を小分けにしたり，1口ごとに水の入ったコップでスプーンを洗浄し介助する方法があります．行いやすい方法を取り入れてみてください．

4）栄養状態

　摂取量の観察と同時に，栄養状態も観察してください．

　低栄養の状態では，免疫力が低下し誤嚥性肺炎や尿路感染症など，ほかの疾患を引き起こしてしまう可能性が高くなります[1]．また，リハビリテーションを行ううえでも，栄養状態が整っていなければ，筋肉量を減少させてしまう恐れがあります[10]．また，低栄養により体重減少や褥瘡発生という二次合併症を起こすこともあり，栄養管理はとても重要です．詳しくは第3章146頁「3.4　栄養管理―栄養なくして患者ケアはできない」を参照ください．

5）嗜好

　おいしく食べるという意味で，どのようなものが患者の好みであるかを把握することも看護師の重要な役割です．嗜好に合わせた食事調整を行うことで，摂取量増加→栄養状態改善→リハビリテーションによる日常生活動作（ADL）の改善などよい流れをつくることができます[9]．筆者も患者とのかかわりの中で，嫌いなものより好きなもののほうが上手に嚥下できるという経験をたくさんしてきました．

おいしく食べることがＱＯＬを向上させ，リハビリテーションへの意欲にもつながっていくと思います．

2．日々のケア

1）口腔ケア

　脳疾患患者は口腔内が汚染されやすくなります．誤嚥性肺炎予防にも口腔ケアが有効という論文も発表されており[11)12)]（**図2-6-7，図2-6-8**），口腔ケアは看護師の最重要ケアともいえるでしょう．

　また，口腔内は感覚が敏感であるため，口腔ケアによる口腔内刺激は脳の賦活にもつながり，覚醒維持という食事開始の第一歩になるケアといえます[1)2)9)10)]．

図2-6-7　口腔ケアと発熱発生率(米山武義，他：要介護高齢者に対する口腔衛生の誤嚥性肺炎予防効果に関する研究．日本歯科医学会誌20：58-68, 2001より改変引用)

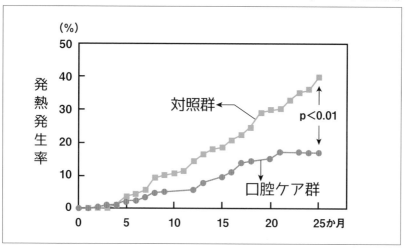

介護施設入所高齢者において，口腔ケアを提供した群（口腔ケア群）は期間中の発熱発生率が低かった．

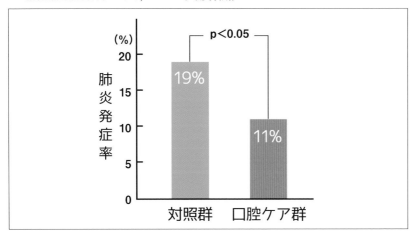

図2-6-8　口腔ケアと肺炎発症率(Yoneyama T.,et al.：Oral care and pneu-
monia. Lancet 354：515, 1999より改変引用)

介護施設入所高齢者において，口腔ケアを提供した群（口腔ケア群）は2年間の追跡
期間において，肺炎発症率が低かった．

2）配膳

　配膳の仕方ひとつでも摂取量が大きく変わることがあります．

　例えば半側空間無視のある患者では，視界に入る位置に配膳しなけ
れば，配膳されたことに気がつかず，食事摂取することができませ
ん．一方，患者の認知範囲を広げる意味合いで配膳位置を細かく調整
する場合もあり，医師やリハビリテーションのスタッフ内で，足並み
をそろえて介入していく必要があります[9)10)]．

　また，片麻痺で器を保持できない患者に対しては，滑り止めマット
の上に配膳することで，器が滑らずに食事摂取することができま
す[5)9)10)]．基本的なことですが，麻痺のある患者はおしぼりの袋を開
ける，飲料パックにストローを刺す，醤油の小袋を開けるといった動
作も困難になりますから，配膳とともに，細部に気を配り，患者が
困っているところがないか確認します．

3）食事介助

　自分で食事が摂れない患者や言語聴覚士から介助摂取の指示が出て

いる患者には看護師による食事介助が必要になります．看護師の食事介助の技術しだいで，安全に食事を摂ることも，誤嚥してしまうこともあります．ここでは基本的な食事介助のテクニックをいくつか紹介します．

姿勢調整[4)9)10]

　患者が自分で食事を摂れない場合は，座位が安定して保てるようにクッションを背中に入れるなどして調整します．介助での摂取の場合，ベッド挙上30 ～ 60度にすることで食物の送り込みを容易にすることができるため，障害の程度により調整します．

　また，足は床にしっかり着くようにベッドや車いすの高さの調整をしたり，それでも足が床につかない場合は足台を使用します．ベッド上での食事でも足の裏にクッションなどを入れ，安定をはかります．そして，姿勢調整で最も重要なことは頸部の位置です．頸部前屈位（**Memo❷**）になるように枕などで調整してください．目安は顎から胸までの距離が4横指程度です．

Memo❷

なぜ頸部前屈位にしなければならないの？
頸部伸展位と頸部前屈位の違い
―

食事の際に頸部伸展位にすると，咽頭から気管までが一直線になり，食物や飲み物が気道に入りやすくなります．頸部前屈位にすることで角度がつき気管に入りにくくなります[1)4)9)10]．
自分自身で，ぜひ上を向いた状態で水分や唾液を飲み込んでみてください．嚥下のしづらさを実感できると思います．

咽頭と気管に角度がつくため、誤嚥しにくくなる！

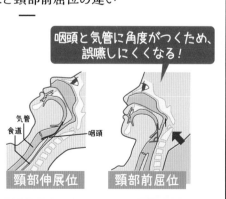

気管
食道
咽頭

頸部伸展位　頸部前屈位

食事の介助時は必ず声をかける

急に食べ物が口に入ると誰でも驚きます．まず，患者に声をかけ，食べ物を認識してもらうことが先行期の介入となります[9)10)]．

一口量の調整

一口量の適量はティースプーン1杯といわれています．摂食嚥下障害の患者は口腔・咽頭内の感覚が低下していることがあり，量が少ないと食物が入っていることが認識できず，嚥下反射が誘発されないことがあります[1)9)10)]．反対に量が多いと飲み込みづらくなったり，一度に飲め込めなかったものを誤嚥してしまう可能性があります[1)9)10)]．また，病状や体格によっても適切な一口量は異なりますから，個々の患者に合わせて調整します[1)]．

目の高さを患者に合わせる

介助者が患者よりも高い位置から介助をすると，スプーンが上から降りてくる形になり，自然と患者の頸部が上がり，頸部伸展位になります[9)10)]．介助者は目の高さを患者に合わせ，やや下側からスプーンを運びます．そうすることで，自然と頸部前屈位の姿勢をつくりだすことができます[2)9)10)]．

スプーンは正面から入るように

スプーンが患者の顔の横からくると，患者は無理な姿勢で摂取しなければなりません．スプーンが正面から入るように，介助者の立ち位置にも注意します．右利きの人は患者の右側から，左利きの人は左側から介助すると，自然とスプーンが正面から入ります[9)10)]．

スプーンを引き抜く際は，こそぎとらない

スプーンを患者の口から引き抜く際に，上口唇でこそぎとるように引き抜くと患者の頸部が上がり頸部伸展位になります．患者の正面からやや上側に引き抜くようにします[9)10)]．

咽頭残留音の確認

　食事中に「がらがら」という痰がらみのような音が聞こえることがあります．これは咽頭に食物が残っていることを示します．このような音が聞こえたときには咳払いや追加嚥下（空嚥下）を促し，残留物を除去します[2)4)9)10)]．自発的に嚥下ができない患者では，空のスプーンや少量の食物を口の中へ入れることで嚥下を促すことができます[9)10)]．

　食事中や食後に「あ〜」と発声してもらうことで，「がらがら」という音がないか確認することができます．それにより咽頭の残留物の観察ができ，より安全な食事介助ができます[4)]．

4）食事形態・食具の選択

　食事の形態がその患者に適切でなければ，食事摂取ができないだけではなく，誤嚥・窒息のリスクになります．患者個々に適した食事形態を選択し調整することも食事支援の一つです[1)4)9)10)]．

　また，脳神経疾患患者は日々の生活動作のすべてがリハビリテーションです．そのため，できるだけ患者自身で食事が摂れるように，お箸の代わりにスプーンやフォークを代用したり，バネの付いた箸などの自助具にするなど，自分で食べる意欲へつなげていくように心がけてください[1)2)4)9)10)]．

5）内服援助

　患者の治療を進めるためには，安全な内服援助も重要です．

　処方された薬の形状は患者にとって安全に内服できるものであるのかを確認し，飲み込みづらいようであれば，内服の方法や処方の変更を医師や薬剤師に相談します．

　内服方法の変更例としては，粉砕や簡易懸濁法（**図2-6-9**）を行ったり，オブラートや服薬ゼリー（**図2-6-10**）を使用することを検討します．粉砕や簡易懸濁法を行う際に留意しなければならないことは，そ

の薬剤は粉砕・簡易懸濁法が可能な薬剤かの確認です[2)4)10)]．薬剤によっては粉砕・簡易懸濁法で行うことで効果が弱くなったり，反対に薬効が強く出すぎてしまう場合もあるからです．

図2-6-9　簡易懸濁法

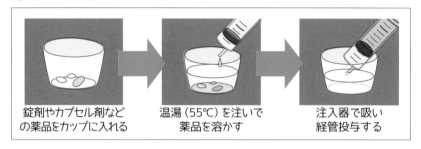

錠剤やカプセル剤などの薬品をカップに入れる

温湯（55℃）を注いで薬品を溶かす

注入器で吸い経管投与する

図2-6-10 服薬ゼリーの例（株式会社龍角散）

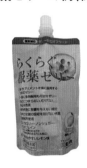

3．高次能機能障害への対応

脳疾患患者には，脳の障害部位により，さまざまな高次脳機能障害が起こります．　食事動作や嚥下動作がわからなくなる失行や注意障害，意識障害，脱抑制[*1]などにかかわる前頭葉症状など，食事にかかわる障害も多く存在します[9)10)]．

高次脳機能障害の詳細は76頁「2.5高次脳機能障害―目に見えない障害を理解しよう」を参照してください．

＊1 脱抑制[7)]：自分の行動を抑えられなくなる状態. 礼節を保つことも困難となり思ったことを口にしてしまったり暴力を振るってしまうことよりトラブルを起こす. また，欲求をすぐに行動に移してしまうため，反社会的行動（暴力や盗難など）を起こすこともある. 食事に関しては早食いや他人の物（不適切な食形態の物）を食べてしまう危険がある.

4. リスク管理

　摂食嚥下障害のある患者は，食事を摂ることによるリスク，食事を摂らないことによるリスクの両方を抱えています．

1）窒息

　摂食嚥下障害のある患者の抱えるリスクの中で最も危険なのが窒息です．窒息とは呼吸路を異物にふさがれることです．窒息は約5分で心停止に陥り，発見が遅ければ死に至ります[9)10)]．

　予防は，適切な食形態を提供すること，適切な食べ方の指導を行うことです[9)10)]．そのためには，すぐれたアセスメント能力が必要になります．

　しかし，どんなに気をつけていても，窒息事故は起こる可能性があります．万が一窒息してしまった場合に救命できるよう，見守りや頻繁な巡回を行うとともに，急変時対応の技術を身につけておくことが大切です[1)4)9)10)]．

2）誤嚥

　誤嚥は，食物が声門を超えて気管に入り込んでしまった状態をいいます．通常，誤嚥した場合は咳嗽反射により喀出されますが，脳神経疾患患者は咽頭知覚の低下や咳嗽力の低下により喀出できない場合があります[1)9)10)] **(Memo❸)**．

　さらに低栄養による免疫力の低下や口腔内汚染による誤嚥物の細菌数の量などが影響し，誤嚥性肺炎を発症するリスクがあります[1)9)10)]．誤嚥性肺炎を発症してしまうと，治療や侵襲的処置が増え，また治療中に身体機能・認知機能低下といった悪循環を招く可能性があるため，予防が重要になります．

　予防には，窒息の場合と同様，適切な食形態のアセスメントのほか，咳嗽力の評価，誤嚥所見の観察が必要です．誤嚥してしまった場合には喀出援助ができるよう，事前に吸引器の設置などの環境調整や排痰手技を身につけておくことが大切です[1)4)10)]．

一番飲み込みづらい形態

一番飲み込みづらい（嚥下しづらい）形態は水分です．水分は口腔から咽頭までの流れが速く，飲み込みのタイミングを取ることがむずかしいためです[1]．
味噌汁を飲んだり，飲み物による内服は，固形物と水分が混在しているため，より嚥下がむずかしい形態になります[4]．

3）低栄養・脱水

　食事を摂取しないことにより，栄養不足から低栄養状態に陥ります．低栄養は感染症や体重減少を引き起こします（第3章146頁「3.4 栄養管理―栄養なくして患者ケアはできない」参照）．

5．患者・家族指導[1)4)9)10)]

　通常，食事は1日3回摂取します．それは退院後の自宅でも同様です．そのため，どのような食事形態や摂取方法が安全であるかを本人・家族が理解のうえ，継続できるように指導する必要があります．嚥下食は家族が摂る食べ物に手を加える必要があり，本人・家族の理解力，調理能力や家族の介護力についても確認しておかなければなりません．

6．看護師ができる摂食嚥下障害患者へのリハビリテーション

　看護師がかかわる患者の日常の動作すべてがリハビリテーションにつながります[4]．摂食嚥下障害患者にとっては「食事を摂ること」がいちばんのリハビリテーションです．口から食事を摂取していない患者であっても，まずは覚醒を促す援助や離床の促し，口腔内環境を整えることが，食事摂取につなげるための大切なケアです[1)2)9)]．
　口から食べるという行為を行わないと，当然口腔機能を使用する機

会が減少します．それにより口腔・嚥下筋群の筋力低下・拘縮がみられ，摂食嚥下障害に拍車をかける場合があるため予防に努めます．口腔ケアを実施する際に嚥下体操やマッサージを取り入れると，筋肉の拘縮予防につながります[1)4)9)10)13)]（**図2-6-11 〜図2-6-14**）．また，口から食事をしている患者の場合，食前にこれらを行うことで舌・口腔・嚥下筋群をスムーズに動かす食事のための準備体操になります[10)13)]．

　そして，最も簡単で勧めたいリハビリテーションは，患者との会話です．会話をすること，笑うことは舌や口腔・顔面の筋肉を多数使い，発声は呼吸との協調運動が必須になります[4)]．さらに話すこと，笑うことで意識の賦活にもつながります．看護師の挨拶や何気ない会話が口腔・顔面・呼吸機能のリハビリテーションにつながるため，ぜひ患者とたくさんお話をしましょう．

図2-6-11　自分で行える方の嚥下体操

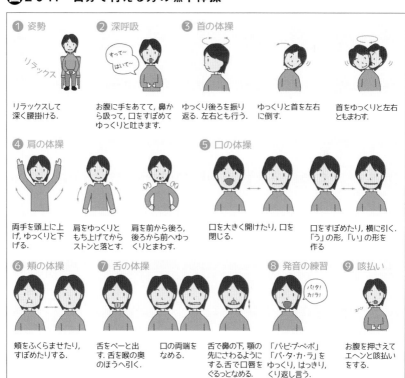

図2-6-12　介助による嚥下体操（口唇・頰を外からマッサージする）

（日本訪問看護財団：介護職員等のための医療的ケア―喀痰吸引・経管栄養等の研修テキスト．ミネルヴァ書房，p121，2013より改変引用）

一人でできない場合：介護者が行うストレッチとマッサージ

必ず上半身を起こした状態で①～③を繰り返す．利用者自身の手を補助して行えば手指のリハビリや手と口の協調運動の回復にも効果がある．

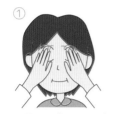
① 目を閉じてもらい両手の指先を瞼の上にあて軽く回すように動かす

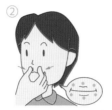
② 上下の唇のまわりの筋肉の中央・左・右を指でつまみ，それぞれ約10秒でパッと離す

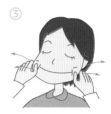
③ ほおをつまんで左右にひっぱり，約10秒でパッと離す．次にややもちあげて離す

図2-6-13　介助による嚥下体操（口唇・頰を内側からマッサージする）

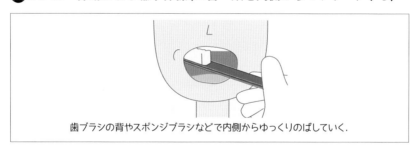
歯ブラシの背やスポンジブラシなどで内側からゆっくりのばしていく．

図2-6-14　介助による嚥下体操（舌の他動運動）

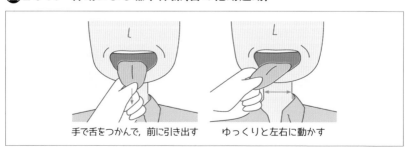
手で舌をつかんで，前に引き出す　　ゆっくりと左右に動かす

引用・参考文献

1) 藤島一郎, 他：ナースのための摂食・嚥下障害ガイドブック. 中央法規出版, 2009
2) 向井美惠, 他・編：摂食・嚥下障害ベストナーシング. 学研メディカル秀潤社, 2010
3) 才藤栄一, 他・監：摂食・嚥下リハビリテーション 第2版. 医歯薬出版, 2011
4) 寺見雅子・編著：できることから始める摂食・嚥下リハビリテーション実戦ガイド. 学研メディカル秀潤社, 2012
5) 田角勝, 他・編著：小児の摂食・嚥下リハビリテーション. 医歯薬出版, 2006
6) 藤島一郎・監：疾患別に診る嚥下障害. 医歯薬出版, 2012
7) 医療情報科学研究所・編：病気がみえる Vol. 7 脳・神経. メディックメディア, 2011
8) 平山惠造：神経症候学(第1巻)改訂第二版. 文光堂, 2010
9) 小山珠美, 他・監：実践で身につく！ 摂食・嚥下障害へのアプローチ—急性期から「食べたい」を支えるケアと技術. 学研メディカル秀潤社, 2012
10) 小山珠美・監：ビジュアルでわかる早期経口摂取実践ガイド. 日総研出版, 2012
11) 米山武義, 他：要介護高齢者に対する口腔衛生の誤嚥性肺炎予防効果に関する研究. 日本歯科医学会誌 20：58-68, 2001
12) Yoneyama, T.etal.：Oral care and pneumonia. Lancet 354：515, 1999
13) 日本訪問看護財団：介護職員等のための医療的ケア—喀痰吸引・経管栄養等の研修テキスト. ミネルヴァ書房, 2013

身につける
脳神経アセスメントの
ポイントと実践 ~全身管理~

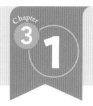

脳神経と循環の関係
―急性期の循環管理

Chapter 3 1

　脳神経疾患の患者を受け持つ場合，多くの看護師は血圧が低下することよりも，血圧の上昇を気にしているようです．きっと再出血や脳浮腫を予防したいと考えているからです．では，血圧の低下はどうでしょう．血圧が低いことにより，脳にはどのような影響があるでしょうか．血圧の低下は脳灌流圧の低下につながります．

　私たちが日常的に観察しているバイタルサインや症状が，脳の循環とどのように関係しているのかを知ることで，より適切な看護介入の検討につながると思います．ここでは，脳神経疾患の急性期循環管理のために必要な知識を習得し，それらの知識をどのようにして日常の看護に生かすことができるのかを考えていきます．

❶ 頭蓋内圧（ICP）の管理

・頭蓋内圧（intracranial pressure；ICP）とは，その名のとおり頭蓋内の圧力のことです（図3-1-1）．
・ICPは脳室内にドレナージカテーテルを挿入することや，脳実質にICPセンサーを留置することにより測定することができます．
・ICPを測定する際，脳室内の圧が最も正確といわれています（図3-1-2）．

1．頭蓋内圧亢進

・ICPは小児と成人で正常値が異なります．成人のICPの正常値は10～15mmHg 以下とされており，20～25mmHg以上となった場合を頭蓋内圧亢進といいます．
・ICPが亢進する原因は脳腫瘍，頭蓋内血腫，脳梗塞，水頭症，脳浮腫，脳血管の拡張などだけでなく，発熱やてんかん，疼痛，電解質

異常，血中二酸化炭素濃度の上昇といった全身管理上の問題があり，さらに頭部の位置や頚部の屈曲などさまざまです．これらいずれか，もしくは複数が起こることにより，ICPが亢進します．

・ICPが亢進した状態が続くと脳ヘルニアに至る危険性があるため，厳重な管理と観察が必要です．

図3-1-1　頭蓋内のスペースは限られている

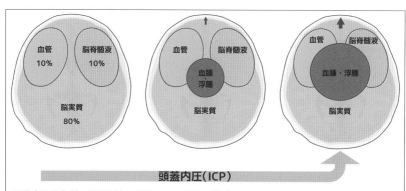

頭蓋内は脳実質，脳脊髄液，血管の3つの要素で構成されており，それらが限られたスペースの中に納まっている．例えば腹部であれば，腹水などで腹腔内の容量が増えても周囲組織が伸びることでスペースを増やすことができる．しかし頭蓋骨や硬膜などの硬い組織で覆われた頭蓋内は半閉鎖空間であり，ごくわずかな体積変化でも急激に頭蓋内の圧力が上昇する（⬆）．

図3-1-2　脳室ドレーンでのICP測定法

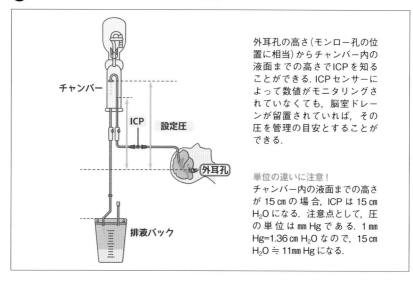

外耳孔の高さ（モンロー孔の位置に相当）からチャンバー内の液面までの高さでICPを知ることができる．ICPセンサーによって数値がモニタリングされていなくても，脳室ドレーンが留置されていれば，その圧を管理の目安とすることができる．

単位の違いに注意！
チャンバー内の液面までの高さが15 cmの場合，ICPは15 cm H_2Oになる．注意点として，圧の単位はmmHgである．1 mm Hg=1.36 cm H_2Oなので，15 cm H_2O ≒ 11mm Hgになる．

❷脳灌流圧（CPP）の管理

　脳灌流圧（cerebral perfusion pressure；CPP）とは，脳の血圧のことで，脳血流量の間接的な指標になるとされています．脳血流量を維持するためには，ICP亢進を回避するとともに，CPPを適正に保つための循環管理が必要です．

　CPPは平均動脈圧（mean arterial pressure；MAP）とICPの値から算出でき，その求め方は次のとおりです．

> **CPP**＝平均動脈圧（MAP）－ICP
>
> MAP＝脈圧（収縮期血圧－拡張期血圧）÷3＋拡張期血圧
> ※一般的にMAPはモニター画面の収縮期血圧／拡張期血圧の横や下の（　）内にある数値
>
> CPP 正常値：60〜100mmHg
> CPP 目標値：50〜70 mmHg

　収縮期血圧や平均動脈圧が目標範囲内に維持できていても，ICPが高ければ，CPPは維持できていない可能性があります．

> 例：血圧120/60mmHg（MAP：80mmHg），ICP40mmHgの場合
> 　　CPP＝80－40＝40mmHg
> 　　十分なCPPが保つことができていません．

　また，ICPが上昇していない場合でも血圧管理が不十分であれば，CPPは維持できません．

> 例：血圧70/40mmHg（MAP：50mmHg），ICP10mmHgの場合
> 　　CPP＝ 50－10＝40mmHg
> 　　やはり十分なCPPを保つことができていません．

1. 脳血流の自動調節能

　正常な脳ではCPPが50〜150mmHgの範囲で変動しても，脳血管の拡張や収縮により脳血流は一定に保たれます．このことを脳血流の自動調節能（autoregulation）といいます．急激な血圧上昇が起こった場合でも，脳血管が収縮することで頭蓋内に流入する血液量が調整され，ICPの亢進が起こらないように生理的に調整されます．反対に，急激な血圧の低下が起こった際には，脳血管の拡張によって血流量が増加し，脳の虚血を防ぎます．

　脳の損傷により自動調節能が破綻すると，このような生理的調整ができなくなり，最終的には脳血流量とCPPの関係が直線的になります（**図3-1-3**）．これは体血圧が上昇するのに伴って，血管内容量が直線的に増え，ICPが亢進するということを示しています．したがって，自動調節能の障害の程度によっては，患者にとって，適切なCPPが異なってくるということも知っておく必要があります．脳卒中や頭部外傷など，急性期の中でも，特に治療前の超急性期の段階では厳重な血圧管理が必要になります．

図3-1-3　脳血流の自動調節能

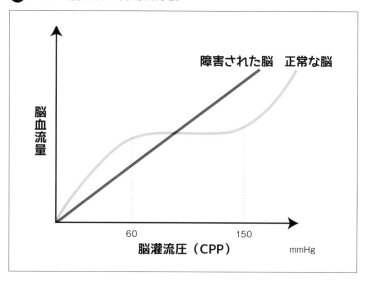

❸急性期の血圧の管理

1．急性期の血圧の目標値

　脳卒中や頭部外傷などで，急性期の中でも特に治療前の超急性期の段階では，厳重な血圧管理が必要になりますが，脳損傷急性期の血圧目標値は，疾患のみならず個々の患者によっても異なり，一概にはいえません．重要なのは，血圧目標値はICPやCPPを考慮した脳循環だけでなく，心機能や尿量など体循環も考慮した総合的な判断が必要だということです．

2．急性期の血圧管理

　脳卒中の中でも脳出血と脳梗塞では血圧管理の目標値が異なります．医師には病名や治療計画と同時に，血圧の目標値を確認します．
　脳出血やクモ膜下出血では出血拡大や再出血を予防するために過度の血圧上昇を起こさないよう，不必要な刺激や介入は避けなければなりません．静脈路確保や気管吸引など，どうしても行わなければならない処置に関しては，短時間かつ最低限の侵襲で終わらせるように配慮します．必要であれば，鎮痛・鎮静薬や降圧薬により血圧を安定させてから実施します．清拭や更衣のように絶対に必要とはいえない介入については，治療終了後に再計画します．
　反対に，脳梗塞では過度の低血圧は脳虚血につながります．血圧の低下を見逃さないため，血圧低下時に早めに発見できるようにアラームの設定値を工夫するなど，モニターを上手に使うことも必要です．

3．血圧の変動に対する看護介入

　患者の循環動態の変動があった際には，それを引き起こした原因を探す必要があります．例えば患者の血圧が上昇した場合，降圧薬使用といった直接的な介入を行う前に，まずは血圧上昇の原因が何である

のかを考えて，その原因に対する介入を検討することが必要です．疑わしい原因に関する情報収集とアセスメントを行ったうえで，医師に報告することが望ましいのです．

　中枢神経疾患の血圧上昇の原因として多いのは，疼痛，興奮，不安，発熱，血中二酸化炭素濃度上昇，てんかんなどです．

1）血圧上昇の原因と対応

①疼痛，興奮，不安

・環境の変化や意識障害などによる，不安や興奮といった精神症状の変化は，交感神経の興奮を引き起こし，頻脈や血圧上昇をきたします．

・姿勢が不安定だったり，おむつが汚れていることも，患者の不穏の原因となります．

・頭痛をはじめとした疼痛も同様で，交感神経の興奮によって循環変動が起こります．

・意識障害や鎮静中の患者の不快の状態に，循環の変動で気づくことはよくあります．呼吸器を使用している患者の場合は鎮静・鎮痛が不十分であれば，同様に循環変動をきたします．必要に応じて鎮痛・鎮静薬を使用し，また，使用中であっても適切な使用量であるかの検討が必要です．

②発熱

・中枢神経疾患の患者では，ほかの疾患と比較して発熱が多くみられるといわれています．

・高体温による脳の代謝亢進は酸素需要の増加につながり，相対的な脳虚血を引き起こします．体温が上昇しているときは，代謝の亢進や末梢血管収縮により血圧が上昇します．

・解熱薬を使用した際には，その末梢血管拡張作用によって血圧の低下の可能性があるため，体温の推移だけでなく血圧の推移も観察が必要です．

・降圧薬を使用している場合には，解熱薬の併用で過度な降圧にならないよう，特に注意します．血圧の低下は脳灌流圧の低下につながるからです．

③血中二酸化炭素濃度の上昇

・血中二酸化炭素濃度が上昇すると心拍出量が増加し，血圧が上昇します．気管内分泌物の貯留や鎮静による換気量の低下など，血中二酸化炭素濃度増加の原因となるものの有無を確認して，必要であれば気管吸引や呼吸器設定の変更などの対応を検討します．

・気管吸引を行う際は，刺激によって血圧が上昇する可能性を考慮したうえで施行することが重要です．

④てんかん

・てんかんのときには，血圧や脈拍の変動が起こることが多くあります．

・四肢の強直やふるえのような明らかな「痙攣」の際はもちろんですが，見た目の痙攣は起こっていなくても脳波上は発作が起こっている「非痙攣性てんかん重積状態（NCSE）[*1]」が起こっている可能性も考えられます．

・NCSE の診断のためには脳波の確認が必要ですが，まずは意識の変容や眼球運動の異常など，随伴する症状がないか確認します．

[*1] 非痙攣性てんかん重積状態（NCSE）：nonconvulsive status epilepticus. 脳波上はてんかん発作が起きているが痙攣発作がみられず，さまざまな意識障害が持続してみられる.

⑤体位の調整

・ICP の亢進時は，頭部を $15 \sim 30°$ 程度挙上することが望ましいとされています．

・頸部が屈曲することで静脈還流が阻害されて頭蓋内でうっ滞し，ICP が亢進する可能性があるため，頭部は正中位を保持できるように調整します．

・鎮静中の患者は筋緊張がなく，頭部挙上とともに体位変換を行った場合，左右どちらかに頭部が傾くことがよくあります．そのため枕の位置調整やタオルを使用するなどして，頭部正中位を保持します．

脳神経と呼吸の関係
―急性期の呼吸管理

❶呼吸のメカニズム

　健康な人は1分間に15回程度の呼吸をしています．でも，私たちは普段1回1回の呼吸を意識して行うことはありません．もし，それが必要だとしたら，気の休まるときがないでしょう．寝ている間，仕事をしている間，会話をしている間，私たちはいつだって無意識のうちに呼吸をしています．一方で，呼吸は自らの意識で行うことも可能です．深呼吸のように大きくゆっくりとした呼吸もできれば，水泳時のように一時的に息（呼吸）をこらえることだってできます．心臓などほかの臓器の働きでは，そうはいきません．この「自らの意識で調節ができる」ことは呼吸の大きな特徴といえます．そこには呼吸をコントロールし駆動する，さまざまなメカニズムの存在があります．ここでは，それらをみていきましょう．

1．呼吸のコントロール

　私たちが無意識のうちに行っている呼吸を**不随意呼吸**とよびます．不随意呼吸は，延髄（厳密には一部は橋）を中心とした脳幹部の呼吸中枢の指令により自動的に調節されています．一方，深呼吸などの意識的に行う呼吸を**随意呼吸**とよび，大脳皮質の指令により調節されています（**図3-2-1**，**図3-2-2**）．さらに，呼吸の状態（$PaCO_2$，PaO_2，pH）は，末梢化学受容器（大動脈小体，頸動脈小体）と中枢化学受容器（延髄）で常に監視（モニタリング）されており，体内の監視結果を受けて，必要な呼吸の調節をする機能が備わっています（**表3-2-1**，**Memo❶**，**Memo❷**）．

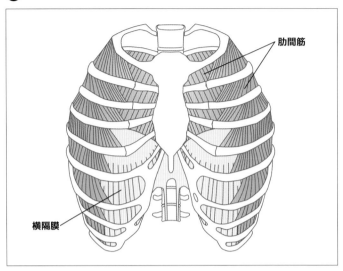

図3-2-1 呼吸筋

肋間筋

横隔膜

図3-2-2 呼吸のコントロール

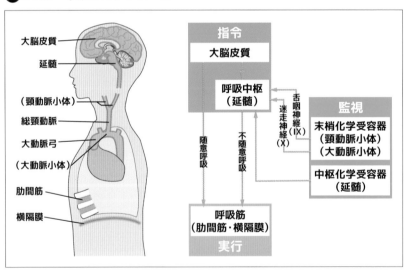

表3-2-1　化学受容器

種類	部位	モニタリングするもの
末梢化学受容器	大動脈小体，頸動脈小体	PaO_2，$PaCO_2$，pH
中枢化学受容器	延髄	$PaCO_2$，pH

Memo ❶

体内の$PaCO_2$が上昇したときには，
どんな呼吸の調節が行われるのか？

—

$PaCO_2$上昇（pH上昇）の情報をキャッチした中枢化学受容器からのフィードバックを受けて，呼吸回数や1回換気量を増やすように調節が行われます（Memo ❷参照）．

Memo ❷

CO_2換気応答の破綻！　CO_2ナルコーシスはこうして生じる

—

通常，呼吸は中枢化学受容器が$PaCO_2$の値をモニターすることにより調節されており，これをCO_2換気応答とよびます．そのため，通常はPaO_2をモニターする末梢化学受容器は働いていませんが，慢性閉塞性肺疾患（COPD）など慢性的に$PaCO_2$が上昇しているような病態では，CO_2換気応答が鈍った状態となり，PaO_2の値の変化により換気応答が生じる状態になっています（PaO_2の低下により呼吸を促進する指令が入り，PaO_2の上昇により呼吸が抑制される）．

このような患者に対して高濃度酸素を与え続けると，どうなるでしょうか．PaO_2の上昇により呼吸が抑制され，その結果として過度に$PaCO_2$が上昇するため意識障害を呈する状態に陥ります．これがCO_2ナルコーシスです．そのため酸素投与開始前に慢性呼吸器疾患の既往の有無を確認することが大切です．

2．呼吸の駆動

　呼吸は，ただ肺が正常な状態（ガス交換ができる）だけでは機能しません．その理由は，肺自体に自らの意思で伸びたり縮んだりする性質がなく，肺を動かすためには脳や筋肉などのさまざまな力が必要だからです．つまり前述した「呼吸のコントロール」の機能に加えて，呼吸筋や胸郭，気道など，体外の空気を出し入れするために必要なすべての機能が正常であることが必要で，それではじめて機能します．

　呼吸，つまり吸気と呼気は，呼吸中枢である延髄の指令によって呼吸筋が働くことで成立しています（**Memo ❸**）．**安静時の吸気**は，吸気筋である横隔膜の収縮（腹側に下がる）に加えて，外肋間筋が収縮する（左右の肋骨を持ち上げる）ことで胸腔が拡がります．これにより胸腔内に陰圧が生じ，肺内と大気の圧較差により体外の空気が肺内に流入するわけです．一方で**安静時の呼気**は，肺と胸壁の弾性力によって胸腔が平衡状態を保つ位置まで自然に戻ろうとするため，呼吸筋はほとんど使用されることはありません．

Memo ❸

呼吸の司令官は延髄！　延髄の指令には逆らえません

　人はどのくらい息を止めることができるでしょうか？　数十秒で限界がくる人もいれば，世の中にはギネス記録保持者のように20分以上も止められる人までいるようです．でも必ず限界がきます．この限界の指令を出すのが延髄です．息を止める行為は大脳皮質の指令により行われますが，延髄が身体の限界を察知すると，それまでの大脳皮質の指令を塗り替え，息を止める行為を強制終了（呼吸を再開する）させます．延髄の指令は絶対なのです．

❷急性期の呼吸管理

脳損傷の病態は一次的脳損傷と二次的脳損傷に分類されます．**一次的脳損傷**は，受傷時に脳組織が受ける器質的障害を意味します．**二次的脳損傷**は，一次的脳損傷後に全身や頭蓋内の要因が悪化することで付加的に加わる脳損傷を意味します（**表**3-2-2）．

治療的介入の視点でとらえるとどうでしょうか．一次的脳損傷は受傷後に介入が難しい（受傷時に受けたダメージは変えられない）のに対して，二次的脳損傷は主な原因である低灌流や低酸素を予防するための介入が可能かつ必要であるといえます．

急性期における全身管理は，ズバリ，二次的脳損傷をいかにして予防できるかが鍵となります．ここでは全身管理における呼吸管理にフォーカスしてみていきます．

表3-2-2　**一次的脳損傷と二次的脳損傷**

	主な原因
一次的脳損傷	虚血：脳卒中，心停止による低酸素 炎症：脳炎，髄膜炎 外傷：脳挫傷，脳震盪 圧迫：脳腫瘍，脳浮腫，頭蓋内血腫 代謝：脳症（電解質異常，薬物，中毒）
二次的脳損傷	低灌流：頭蓋内圧亢進，血圧低下 低酸素：酸素需給のアンバランス

1.　気道の管理

脳損傷の急性期に最も注意すべき事象の一つに意識障害に伴う舌根沈下や窒息（吐物などによる）があげられます．そのため，気道閉塞などのリスクがある場合には，頭部を15～30°挙上したポジショニングの調整に加えて，気管挿管など緊急気道確保に対する備えが重要になります．

2. 呼吸状態の観察

　呼吸は，脳の障害が広範囲であったり，呼吸中枢（延髄）や呼吸調節中枢（橋）をつかさどる脳幹にまで及ぶ場合は，不安定になりやすくなります．そのため，このような場合は，呼吸数やSpO_2のモニタリングを行い，定期的に呼吸状態を観察・評価することが重要になります．なかでも呼吸パターンの観察は，障害部位の把握や進行（悪化）を評価するうえでも重要です．例えば大脳皮質から中脳までの障害ではチェーンストークス呼吸，中脳下部から橋上部までの障害では中枢神経性過換気，延髄までの障害では失調性呼吸といったように障害の範囲によって特徴的な呼吸パターンが観察されます．それぞれの特徴を理解し，呼吸状態の変調を見逃さないようにします（表3-2-3，Memo❹）．

表3-2-3　異常な呼吸パターンと脳の障害部位

異常な呼吸パターン	特徴	脳の障害部位
チェーンストークス（Cheyne-Stokes）呼吸	無呼吸と，徐々に深くなり徐々に浅くなる呼吸を周期的に繰り返す	大脳皮質〜中脳
中枢神経性過換気	規則正しく速い過呼吸が連続する	中脳下部〜橋上部
失調性呼吸	数や深さに，まったく規則性がない	延髄
下顎呼吸	リズムが不規則で徐呼吸	延髄

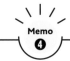

呼吸の観察は「ていねい」かつ「ひっそり」と

呼吸は1分間をかけて，呼吸数，深さ，リズム，呼吸パターンの観察を行います．そこでは呼吸を観察していることを患者に悟られずに行うことが重要なポイントになります．間違っても「今から呼吸の観察をしますね」と患者に伝えてはいけません．なぜなら，呼吸を意識したその瞬間に「自然な呼吸」でなくなってしまうからです．あなたが，もしも「今から普通に呼吸してみてください」と言われたらどうでしょう．できますか？何だか意識してしまいますね．呼吸の観察は「ていねい」かつ「ひっそり」と行います．

3. 人工呼吸管理中の患者

　頭蓋内圧亢進に伴う二次的脳損傷を予防するため，頭蓋内圧の管理は欠かせません．人工呼吸管理中の頭蓋内圧管理においては，換気による二酸化炭素（CO_2）の調整が最も重要になります．二酸化炭素は，血管平滑筋に作用して血管を拡張させるという特徴があります．そのため過度に二酸化炭素が増えると，血管拡張により頭蓋内の血流が多くなり過ぎて二次的脳損傷を引き起こす原因となります（正常な脳では代償により調整されるため問題になりません）．

　逆に二酸化炭素が減りすぎると，血管は収縮して頭蓋内の血流を低下させます．結果として頭蓋内圧も下がるため，良いように思いがちですが，実はそうではありません．頭蓋内の血流の低下により，今度は虚血を引き起こす可能性があるからです．二酸化炭素は多くても少なくてもダメ，つまり正常範囲内（$PaCO_2$ 35〜45mmHg程度）となるように厳密に管理することが重要になります．

　酸素化についても同様に正常範囲内での管理が必要です（酸素の過剰投与による弊害を避けます）（Memo❺）．また，不必要な酸素需要（発熱やけいれんなど）を回避し，適切な酸素運搬を促進すること（十分な酸素化，適切なヘモグロビン濃度・心拍出量）が，二次的脳損傷を予防し患者の回復につながります．

Memo
❺

脳に障害がある患者の人工呼吸は過換気療法ではない

頭蓋内圧亢進を予防する目的で，以前は過換気療法が積極的に行われていました．しかし，近年ではその有効性や安全性が疑問視され，臨床で目にする機会はめっきり少なくなっています．脳ヘルニア徴候がみられる場合の一時的な措置として過換気療法を選択することも皆無ではありませんが，現在は「正常範囲内で管理する」のが主流となっています．

参考文献
・日本脳卒中学会脳卒中ガイドライン委員会・編：脳卒中治療ガイドライン2021. 協和企画，2021
・日本脳神経外科学会，日本脳神経外傷学会・監：頭部外傷治療・管理のガイドライン　第4版. 医学書院，2019
・Hawryluk,G.W.J. et al.：A management algorithm for patients with intracranial pressure monitoring：the Seattle International Severe Traumatic Brain Injury Consensus Conference（SIBICC）. Intensive care medicine，45：1783-1794，2019

脳神経と痛み・せん妄・不穏

❶ せん妄とは何か

　せん妄とは，一言でいえば，薬や毒物，身体疾患などの原因によって起こる急性の注意障害を主症状とした脳機能不全のことをいいます．したがって，必ずなんらかの原因があります．

　診断をするうえでの定義は，アメリカ精神医学会による診断基準（Diagnostic and statistical manual of mental disorders 5th edition；DMS-5®）を用いられることが多いです **(表3-3-1)**.

表3-3-1　せん妄 Delmum（日本精神神経学会（日本語版用語監修），髙橋 三郎・大野裕（監訳）：DSM- 5 精神疾患の診断・統計マニュアル. p588, 医学書院, 2014より許諾を得て転載）

A	注意の障害（すなわち，注意の方向づけ，集中，維持，転換する能力の低下）および意識の障害（環境に対する見当識の低下）
B	その障害は短期間のうちに出現し（通常数時間〜数日），もととなる注意および意識水準からの変化を示し，さらに1日の経過中で重症度が変動する傾向がある．
C	さらに認知の障害を伴う(例：記憶欠損，失見当識，言語，視空間認知，知覚).
D	基準A およびC に示す障害は，他の既存の，確定した，または進行中の神経認知障害ではうまく説明されないし，昏睡のような覚醒水準の著しい低下という状況下で起こるものではない．
E	病歴，身体診察，臨床検査所見から，その障害が他の医学的疾患，物質中毒または離脱（すなわち，乱用薬物や医療品によるもの），または毒物への曝露，または複数の病因による直接的な生理学的結果により引き起こされたという証拠がある．

1．不穏な人はみなせん妄か

　せん妄と聞くと，不穏であり，あばれて点滴やドレーンなどを引き抜いてしまう患者を思い浮かべる人も少なくないかもしれません．しかし，不穏であれば，せん妄というわけではありません．不穏状態にあるせん妄

のことを**過活動型せん妄**といいますが，この過活動型せん妄は，せん妄患者全体のうち約30%といわれています．さらに純粋に不穏なだけの人は10%とより少なく，残りはうつに似た症状を有する**低活動型せん妄**と，過活動型せん妄と低活動型せん妄を交互に繰り返す**混合型せん妄**です．したがって，せん妄の70%の人は不穏でないことになります（**図3-3-1**）．

図3-3-1　せん妄の種類と不穏の関係

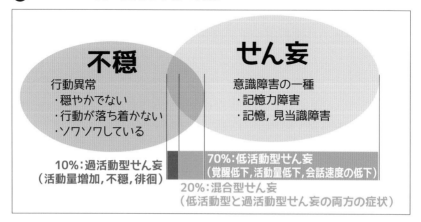

2．せん妄と認知症，うつ，睡眠障害の違い

　不穏のほかにも，せん妄に似ており，区別がむずかしい疾患や状態があります．例えば認知症や低活動型せん妄の症状に近いうつ，そしてうつらうつらとして低活動型せん妄の症状に近い睡眠障害などです．

　睡眠障害との区別は見当織が正常か否か，うつ・認知症との区別は発症前と発症後の経過の違い（認知症なら日内変動が少なく，徐々に進行する）が判断のポイントになります（**表3-3-2**）．

表3-3-2　せん妄・認知症・うつ・睡眠障害の違い

特徴	せん妄	睡眠障害	うつ	認知症
発現	急性 （数時間／数日）	さまざま	さまざま （数週間／数か月）	潜行的 知らない間に進行 （数か月／数年）
経過	流動的	さまざま	さまざま	徐々に進行
注意力	不注意	障害	最小限の障害	相対的に正常
意識レベル	障害	障害	通常は正常	通常は正常
記憶	障害 （即時記憶障害）	記憶固定の中断	通常は正常 （短期記憶障害）	障害（即時と最近の 出来事）
思考	無秩序	集中力の低下	正常（集中力の低下， 悲観的な思考）	単語が出てこない， 判断の低下
見当識	失見当識 （時，場所）	変わらない	部分的な見当識	早期の認知症では 変わらない （認知症の進行に伴 い悪化）
可逆性	可逆的	可逆的	潜在的	進行的

3．せん妄の原因（リスク因子）

　せん妄の原因には**表3-3-3**のようなものがあります．これらは大きく分類すると，①準備因子，②促進因子，③直接因子の3つに分けられます．

①**準備因子**：認知症など患者のもつ，もともとの脳機能の脆弱さです．

②**促進因子**：環境の変化や睡眠障害など，せん妄をより起こしやすくする原因です．

③**直接因子**：読んで字のごとく，せん妄の直接的な原因となり得るもので，例えば薬物や脳血管障害などがあげられます．

　因子の②と③の違いや境目がわかりにくいため，せん妄の発症機序とともに，もう少し詳しく説明します．

表3-3-3　せん妄のリスク因子

患者特性	年齢，性別，たばこ，アルコール
身体因子	炎症，低酸素，電解質（Na，Ca），脱水，便秘，痛み，不眠
環境因子	緊急入院，転棟，隔離・孤立，時計がない，日光が当たらない，オープンフロア，身体抑制，低活動，聴力・視覚障害
慢性病歴	心疾患，肺疾患，認知機能障害
急性疾患	発熱，重症病態，内服薬，点滴，チューブ，抗精神病薬，鎮静薬
薬剤	ベンゾジアゼピン系薬剤，オピオイド，H_2ブロッカー薬，副腎皮質ステロイド薬など

4．せん妄の発症機序

　せん妄は，その患者の現在の脳機能の脆弱性と，せん妄発症原因の刺激の強さのバランスで発症します（**図3-3-2**）．認知症などの脳機能が脆弱な人は，施設に入居するなどのことでも，せん妄になってしまいます．つまり，認知症の人には，環境の変化は直接的な原因といえるほどの刺激であるといえます．看護師である私たちは脳機能が脆弱ではありません．そのため，環境が変わったり，夜勤で睡眠不足でもせん妄にはなりません．しかし，もし原因の刺激が強い敗血症になれば，おそらく私たちでも，その多くがせん妄になるはずです．

　加えて，アルコールに弱い人と強い人がいるように，薬剤の作用も，人によってはせん妄を起こすほどの強い刺激となることがあります．このように個人差には十分な配慮が必要です．

図3-3-2　せん妄の発症リスクの考え方

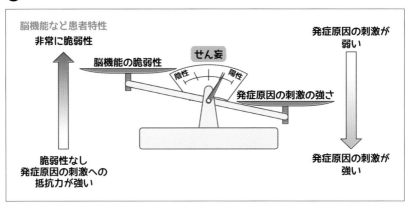

❷ステップで学ぶ! 不穏・痛み・せん妄の対応

　せん妄と不穏は同じではなく，不穏がせん妄のほんの一部でしかないとわかっていても，実際に不穏をみると，せん妄だと思ってしまうことも多いのではないでしょうか．

表3-3-4のように不穏の原因はたくさんありますが，実はせん妄の原因と不穏の原因はよく似ています．例えば，不安や痛みが強ければ錯乱し，痛みを訴えながらソワソワしたり，時には暴れることもあるでしょう．不穏を見つけたら安易にせん妄と判断せず，表3-3-4に示す不穏の原因がないかよく見極め，その原因を取り除き，それでも不穏が続くか評価し，両者を区別する必要がありますが，実際の対応のしかたは同じです．

不穏やせん妄の患者を見つけた場合の対処方法について，筆者が実行している「4段階の不穏・せん妄対応ステップ」を次に紹介します．

表3-3-4　不穏の原因

1. 痛み
2. せん妄
3. 強度の不安
4. 鎮静薬に対する耐性や離脱症状
5. 低酸素血症，高炭酸ガス血症，アシドーシス
6. 頭蓋内損傷
7. 電解質異常，低血糖，尿毒症，感染
8. 気胸，気管チューブの位置異常
9. 精神疾患，薬物中毒やアルコール中毒などの離脱症状

4段階の不穏・せん妄対応ステップ
ステップ1…不穏レベルを評価する
ステップ2…生命に差し迫った脅威はないか評価する
ステップ3…痛みの評価をする
ステップ4…せん妄の評価をする

ステップ1　不穏レベルを評価する

不穏・せん妄の患者を見つけたら，まずは不穏レベルを評価します．不穏といっても，暴力的で今すぐに対処が必要なレベルから，なんとなくソワソワしているだけのレベルまで，不穏はいくつかの段階に分かれています．その不穏レベルを評価して，医師を含む医療者で情報共有します．

ICUでは不穏の標準的な評価のツールとして，RASS（Richmond

Agitation-Sedation Scale) を使用します **(表3-3-5)**. RASSは一般の病棟では使うことが少ないツールと思いますが，こうしたツールを使うことで，共通認識がもちやすくなり，非常に便利です．一般病棟でも使用してみることをお勧めします．

RASSは脳神経系病棟などで睡眠薬，抗痙攣薬などで鎮静がかかっている患者の鎮静深度の評価にも使えます．

表3-3-5　Richmond Agitation-Sedation Scale Japanese version
(卯野木健，桜本秀明，沖村愛子，竹嶋千晴，青木和裕，大谷典生，望月俊明，柳澤八恵子：Richmond Agitation-Sedation Scale 日本語版の作成. 日集中医誌 2010, 17；p74, Table3より許諾を得て転載)

スコア	用語	記述
＋4	闘争的	明らかに闘争的であるか，暴力的である。スタッフへの危険が差し迫っている。
＋3	強い不穏	チューブまたはカテーテルを引っ張ったり抜いたりする。または，スタッフに対して攻撃的な行動がみられる。
＋2	不穏	頻繁に目的のない動きがみられる。または，人工呼吸器との同調が困難である。
＋1	落ち着きがない	不安，あるいは心配そうであるが，動きは攻撃的であったり，激しく動くわけではない。
0	意識が清明で穏やか	
－1	傾眠	完全に清明ではないが，声に対し持続的に開眼し，アイコンタクトがある（10秒を超える）。
－2	浅い鎮静	声に対し短時間開眼し，アイコンタクトがある（10秒未満）。
－3	中程度鎮静	声に対してなんらかの動きがある（しかし，アイコンタクトがない）。
－4	深い鎮静	声に対し動きはみられないが，身体刺激で動きがみられる。
－5	覚醒せず	声でも身体刺激でも反応はみられない。

評価方法
1.・患者を観察する。患者は意識が清明で穏やかか？（score 0）
　・患者は落ち着きがない，あるいは不穏とされるような行動がみられるか？（score ＋1～＋4，上記のクライテリアの記述を参照）
2.・もし患者が覚醒していない場合，大きな声で患者の名前を呼び，開眼し，こちらを見るように指示する。必要であればさらに一回繰り返す。こちらを持続的に見るよう促す。
　・開眼し，アイコンタクトがとれ，それが10秒を超えて継続するのなら，score －1。
　・開眼し，アイコンタクトがとれるが，それが10秒を超えて継続しない

のなら，score −2。
・声に対しなんらかの動きがあるが，アイコンタクトがとれないのなら，
score −3。
3.・患者が声に反応しない場合，肩をゆすり，それに反応がなければ，胸
骨を圧迫する。
・これらに対し動きがみられるのならば，score −4。
・声にも身体刺激にも反応しないのならば，score −5。

ステップ2　生命に差し迫った脅威はないか評価する

いわゆる緊急時の一次評価であるABCDを評価します（表3-3-6）.

表3-3-6　ABCD

A	Airway	気道閉塞のサインはないか（気道狭窄音，チョークサインなど）
B	Breathing	急速な呼吸状態の低下はないか（チアノーゼ，呼吸数の増加，努力呼吸，S_PO_2の低下）
C	Circulation	ショックの徴候はないか（低血圧，不整脈や頻脈，CRTの延長など）
D	Dysfunction of CNS (central nervous system)	新たな脳神経系の異常はないか（新規の麻痺・構音障害・意識レベルの低下など脳卒中を疑わせる所見）

ステップ3　痛みの評価をする

　不穏にはさまざまな原因がありますが，痛みは不穏の原因として重
要で，また検査なしで，その場で確認することのできるものです.

　痛みの評価には，①痛みの程度の評価と，その背景にある，②痛み
の原因の評価があります. 原因がはっきりすれば「疼痛緩和→不穏解
決」も可能になります. 不穏の原因が痛みでありそうなら，原因を推
定し適切に対処します. 例えば心筋梗塞による痛みで不穏な患者も
います.

　こうした過程を踏まないと，不穏に対処できないばかりか，せん妄
として扱い，間違った対応をしてしまうリスクが生じます. 痛みがな
ければ（もしくは，痛みがなさそうであれば），次の「ステップ4」に進
み，せん妄の評価を始めます.

　痛みの程度の評価ツールには，次にあげるNRSがよく用いられますが，意識障害などにより自分で痛みを訴えられない患者の場合は，CPOT（シーポット）も使用して評価します．

①NRS

　NRS（numerical rating scale，数値評価スケール）は，痛みの程度の評価ツールで最も一般的に用いられており，また認知機能が軽度低下している患者，発語ができない気管チューブ挿管患者でも評価しやすいツールです（**図**3-3-3）．　NRSは通常は大きく印刷して使用します．視覚的に示しながら指さして，痛みの程度を表現してもらうため，多くの患者にとって答えやすいツールです．

図3-3-3　**NRS（numerical rating scale）**

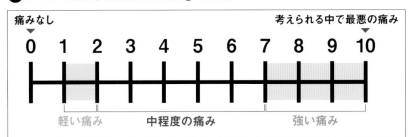

NRSは，痛みの程度を「0：痛みなし」から「10：考えられる中で最悪の痛み」までの11段階で評価する．対象者（患者）に口頭で述べてもらうか，指さしをしてもらう．大きく印刷した紙面にすると答えてもらいやすい．

②CPOT

　意識障害などにより，自分で痛みを訴えられない患者の痛みはどうやって評価するのでしょうか．　実は，CPOT（Critical-Care Pain Observation Tool）とよばれる，専用のツールがあります．

　CPOTは，表情，身体運動，筋緊張，人工呼吸器の順応性（挿管患者）または発声（抜管された患者）の4項目からなり，スコア範囲は0～8点で，3点以上は強い痛みと評価されます（**表**3-3-7）．

表3-3-7 Japanese version of the Critical-Care Pain Observation Tool
(山田章子, 池松裕子：日本語版 Critical-Care Pain Observation Tool（CPOT-J）の信頼性・妥当性・反応性の検証. 日集中医誌 2016, 23；p134, Table1より許諾を得て転載)

指標	説明		得点
表情	筋の緊張が全くない	リラックスした状態	0
	しかめ面・眉が下がる・眼球の固定, まぶたや口角の筋肉が委縮する	緊張状態	1
	上記の顔の動きと眼をぎゅっとするに加え固く閉じる	顔をゆがめている状態	2
身体運動	全く動かない（必ずしも無痛を意味していない）	動きの欠如	0
	緩慢かつ慎重な運動・疼痛部位を触ったりさすったりする動作・体動時注意をはらう	保護	1
	チューブを引っ張る・起き上がろうとする・手足を動かす／ばたつく・指示に従わない・医療スタッフをたたく・ベッドから出ようとする	落ち着かない状態	2
筋緊張 （上肢の他動的屈曲と伸展による評価）	他動運動に対する抵抗がない	リラックスした状態	0
	他動運動に対する抵抗がある	緊張状態・硬直状態	1
	他動運動に対する強い抵抗があり, 最後まで行うことができない	極度の緊張状態あるいは硬直状態	2
人工呼吸器の順応性 （挿管患者）	アラームの作動がなく, 人工呼吸器と同調した状態	人工呼吸器または運動に許容している	0
	アラームが自然に止まる	咳き込むが許容している	1
	非同調性：人工呼吸の妨げ, 頻回にアラームが作動する	人工呼吸器に抵抗している	2
または			
発声 （抜管された患者）	普通の調子で話すか, 無音	普通の声で話すか, 無音	0
	ため息・うめき声	ため息・うめき声	1
	泣き叫ぶ・すすり泣く	泣き叫ぶ・すすり泣く	2

2）痛みの原因をさぐり対処する

　痛みの原因をはっきりできれば「疼痛緩和→不穏解決」につなげていくことができます. 痛みの原因を考えるうえでは, 少しむずかしいですが, 痛みが知覚される機序と痛みの感じ方との関係について学んでおく必要があります.

①炎症と持続する痛み

　痛みには持続的なものと, 一時的なものがあります. この違いは, 神経を持続的に圧迫する以外ではおおむね炎症があるか否かです. 機械的な刺激はAδ線維を刺激するといわれていますが, この刺激に加えて炎症がある場合, 併せてC線維を刺激します (**図3-3-4**). このときは痛みが続くことになります. したがって, 持続する痛みがある場合, 血管が裂けるといった組織損傷や感染症などによる炎症があり, 危ない状態である可能性が高いと考えます.

図3-3-4　炎症の有無による痛みの違い

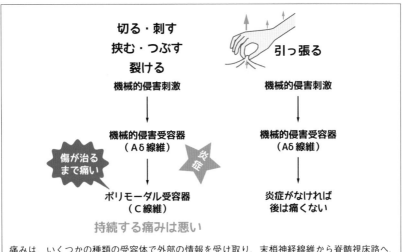

痛みは，いくつかの種類の受容体で外部の情報を受け取り，末梢神経線維から脊髄視床路へ，その後，視床または大脳辺縁系を介し大脳皮質へ伝えられ知覚される．炎症がある場合，Aδ線維に加え，C線維を刺激するため，痛みが持続する．

　なお，炎症性物質が神経線維を刺激しないようにする薬剤が，ロキソニン®（ロキソニンプロフェンナトリウム水和物）などのNSAIDs（non-steroidal anti-inflammatory drugs，非ステロイド性抗炎症薬）です（**図3-3-5**）．

②**痛みの原因がどの臓器にあるか推測する**

　痛みの原因が，どの臓器にあるか推測するための簡単な方法について説明します．完璧に推測できるというより，なんとなくそこかなとわかる程度の推測です．

痛みは明瞭か不明瞭か

　痛みの場所が明瞭か不明瞭か確認します．これも痛みの伝わる神経線維（ニューロン）の違いで違う痛み現象が起こります（**図3-3-6**）．

図 3-3-5　ロキソニン®などのNSAIDsによる痛みの緩和のメカニズム

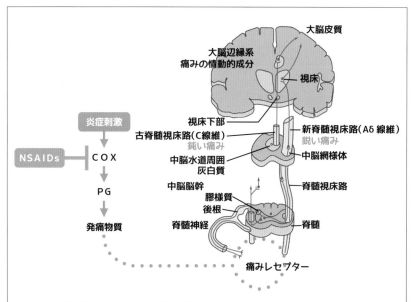

ロキソニン®などのNSAIDs（COX阻害薬ともよばれる）は，アラキドン酸カスケードのシクロオキシゲナーゼ（cyclooxygenase；COX）を阻害し，痛みの原因となるプロスタグランジン（prostaglandin；PG）の合成を抑制し，炎症性の物質が神経線維を刺激しないようにする薬剤である．神経を刺激するPGが合成されにくくなるため，痛みを感じにくくなる．

図 3-3-6　痛みの明瞭・不明瞭でわかる痛みの部位

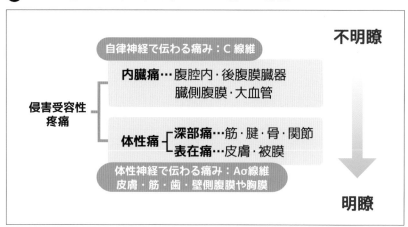

明瞭な場合は，痛みの部位はおおむね，体表面か骨や関節です（体性痛）．この場合，患者に痛みの原因となる場所を指さしてもらうことが，ほとんどできますから，わかりやすいです．

　一方，不明瞭な場合，その多くは，内臓の痛みです（内臓痛）．患者は痛みのある範囲を手のひらを回すようにして示すことが多く，そのあたりにある臓器一つひとつについて，痛みの原因である可能性を考えなければいけません．例えば，胸のあたりをなでるようにしながら痛みを訴えた場合，心臓，食道，大血管，胸膜，胃，十二指腸，膵臓などの痛みである可能性が考えられます．

放散痛と神経線維の合流の仕方

　痛みの評価で，注意が必要なのは，関連痛（放散痛）です**（図3-3-7）**．

　関連痛で有名なものとして，心臓や肺といった内臓の痛みが，肩や歯の痛みとして感じられるというものがあります．これは，痛みを感じるための神経線維は，脊髄で合流していきますが，この合流の過程で，腕や肩，歯などからの神経線維と合流する部分があるためです．そのため心臓の痛みなのか，肩の痛みなのかはっきりと判別できなくなります．つまり「肩が痛い」と患者は言うけれど，肩から離れた心臓が原因の痛みであるということが起きます．こうした痛みのメカニズムを覚えておけば，間違えずに原因を推測しやすくなります．患者が痛みを訴えていて，それが心筋梗塞を示唆する肩の放散痛を有する場合は，すぐに医師へ報告するとともに，心電図検査などの対応をする必要があります．

図3-3-7　関連痛（放散痛）のメカニズム

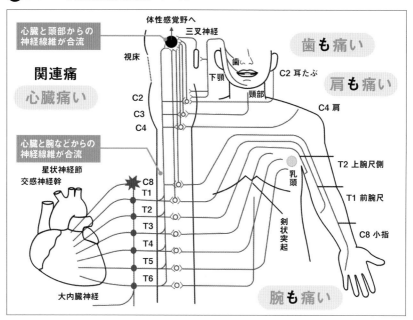

ステップ4　せん妄の評価をする

痛みが原因の不穏でないとわかったら，次はせん妄の評価です．

1）せん妄であるかの評価

せん妄の評価で最も簡便で妥当性のある評価方法はConfusion Assessment Method（CAM）です．5分程度で評価でき，日本語版の妥当性も評価されています．一般病棟をはじめ，脳卒中患者を対象とした多くの研究でも使用されています．

CAMは，①急性発症と変動性の経過，②注意散漫，③支離滅裂な思考，④意識レベルの変化の4つの評価項目からなり，①②の症状に加え，③か④どちらかの症状があれば，せん妄と判断するという形になります（**図3-3-8**）．

図 3-3-8　CAM日本語版（渡邉明：The Confusion Assessment Method (CAM) 日本語版の妥当性．総合病院精神医学2013, 25, p166, Fig1より引用）

CAM日本語版

①急性発症と変動性の経過（Acute onset and fluctuating course）
・患者さんの精神状態は，ベースライン時と比べて急激な変化が見られましたか？
・異常な行動が日内で変動しますか？

例えば　・異常な行動が現れたり消える
　　　　・あるいは程度が増減しがちである

左記内容が当てはまる
（Yes, No）

（ご家族や看護師さんから情報を得てください）

②注意散漫（Inattention）
・患者さんは集中することが困難ですか？

例えば　・他の事に気を取られやすい
　　　　・人の話を理解することが難しい

左記内容が当てはまる
（Yes, No）

③支離滅裂な思考（Disorganized thinking）
・患者さんの思考はまとまりのない，あるいは支離滅裂でしたか？

例えば　・とりとめのない話や無関係な話をする
　　　　・不明瞭，または筋の通らない考え方をする
　　　　・意図が予測できず，変化についていけない

左記内容が当てはまる
（Yes, No）

④意識レベルの変化（Altered level of consciousness）
・全体的に見て，この患者さんの意識レベルをどう評価しますか？

意識清明　　　　　　　　　（正常）

過覚醒（過度に敏感）
傾眠（すぐに覚醒する）　　（異常）
昏迷（覚醒困難）
昏睡（覚醒不能）

意識状態は（異常）である
（Yes, No）

①②両方ともYES ➡ ③④どちらかYES ➡ せん妄と判断

　ところで，ICUで気管挿管しているなどの理由により発語ができない患者の場合，せん妄をどうやって評価したらいいのでしょうか？実は，ICU専用のCAM（CAM-ICU）が存在します（**図3-3-9**）．

　基本はCAMと同じですが，所見の評価方法が異なります．具体的には「所見2：注意力障害」では，1〜9までの数字をランダムに読み上げながら離握手によって注意力を評価するなど，発語ができない場合にもCAMの評価できるように工夫されています．

図3-3-9 **日本語版CAM-ICUフローシート**(古賀雄二, 村田洋章, 山勢博彰：日本語版 CAM-ICU フローシートの妥当性と信頼性の検証. 山口医学, 63, p95, 2014, 図1より引用)

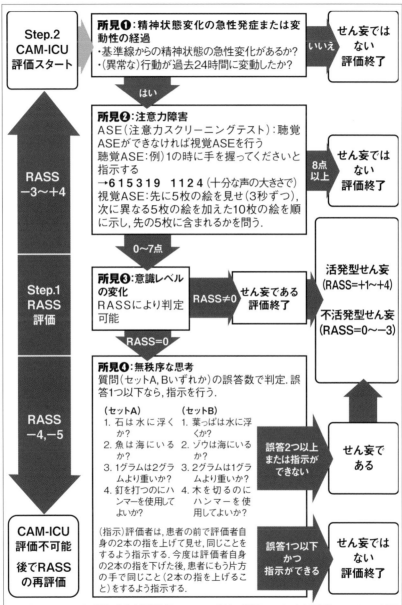

Step1としてRASSによる興奮・鎮静度評価を行いRASS- 3 以上に覚醒していることを確認する.RASS- 4 以下の場合は, 時間を空けて再評価する. RASS- 3以上の場合は, Step2として所見1～ 4を評価し, 所見ごとの結果により矢印に沿ってせん妄判定を進める.「せん妄ではない」の場合は, 評価を終了できる.「せん妄である」場合は, RASSの結果と併せて活発型せん妄または不活発型せん妄の判定を行う.

　せん妄への対応は，背景にある原因に応じた看護介入になります．せん妄の原因（リスク因子）はいくつかありますが（131頁「せん妄の原因（リスク因子）」参照），その中でも，看護介入やリスク因子の修正がしやすいものと，そうでないものとがあります（**図3-3-10**）．

図3-3-10　修正しやすいせん妄のリスク因子

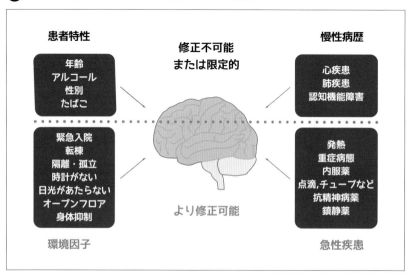

　せん妄のリスク因子のうち修正可能な因子に目を向け，予防・ケアを重点的にしていくことが効果的であると考えられています．それぞれのリスク因子に対応した介入方法を**表3-3-8**にまとめていますので，アセスメント・看護介入の参考にしてください．

表3-3-8　原因別せん妄対応策

身体因子	炎症	・感染徴候の評価・発熱症状の緩和
	低酸素	・低酸素の評価・酸素投与の検討
	電解質（Na，Ca）	・採血データの確認・電解質補正
	脱水	・脱水評価・脱水補正
	便秘	・排便の確認・適切な排便コントロール
	痛み	・痛みの定期的な評価・適切な疼痛コントロール
環境因子	不眠	・日中の光量と夜間の照明の調節 ・夜間の騒音を避ける ・夜間のケアや処置，薬剤投与を極力避ける
	低活動	・日中の活動促進・リハビリテーション ・身体拘束を避ける
	聴力・視覚障害	・眼鏡・補聴器・耳垢の除去
	環境変化	・自宅を感じられる物品（写真や思い出の品など）の配置 ・転棟や部屋移動をできるだけ避ける ・家族や友人との面会 ・安全な環境（転倒・転落予防，輸液ルートなどの整理）
脳機能	理解力低下への対応	・繰り返しの説明 ・わかりやすい説明や標識の掲示（病院にいますなど） ・時計やカレンダー
薬剤	薬剤	中止または減量を検討（ベンゾジアゼピン系薬剤，オピオイド，H_2ブロッカー薬，副腎皮質ステロイド薬など）

引用・参考文献

1）日本精神神経学会（日本語版用語監修），高橋三郎，大野裕（監訳）：DSM-5精神疾患の診断・統計マニュアル．p588，医学書院，2014
2）卯野木健，他：Richmond Agitation-Sedation Scale 日本語版の作成．日本集中治療医学会雑誌 17：73-74，2010
3）山田章子，池松裕子：日本語版 Critical-Care Pain Observation Tool（CPOT-J）の信頼性・妥当性・反応性の検証．日本集中治療医学会雑誌 23：133-140，2016
4）渡邉明：The Confusion Assessment Method（CAM）日本語版の妥当性．総合病院精神医学 25：165-170，2013
5）古賀雄二，村田洋章，山勢博彰：日本語版 CAM-ICU フローシートの妥当性と信頼性の検証．山口医学 63：93-101，2014

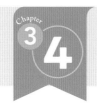

栄養管理—栄養なくして患者ケアはできない

従来，重症患者に対する栄養は，全身状態が落ちつくまで経腸栄養を保留し，経静脈栄養に頼るのが主流でした．しかし最近は，早期から腸管を使った栄養投与がよい効果をもたらすことがわかり，積極的な経腸栄養による早期栄養開始が常識となりました．

脳神経障害の患者においても，これら重症疾患の患者と同様に，急性期からのすみやかな経腸栄養による栄養開始が勧められています．患者に応じた安全で適切な栄養管理が大切になるため，栄養状態のアセスメントのポイントや実践技術を身につけます．

❶ 重症患者の栄養アセスメントのポイント

1．栄養状態を総合的に評価する

重症患者の栄養状態を表す指標として，これさえみておけば適切に把握できるというものはありません．栄養状態の評価項目として，血清タンパク質濃度（アルブミン，プレアルブミン（トランスサイレチン），トランスフェリン，レチノール結合タンパク）などの生化学検査や，体重・上腕周囲長・上腕筋囲長の測定が行われますが，血清タンパク質濃度は，炎症反応や血管透過性亢進により，正確な栄養状態を反映しませんし，体重・上腕周囲長・上腕筋囲長は浮腫によっても増加します．

筆者の施設では，低栄養を疑う指標として，血清アルブミン値を参考にすることが多いですが，半減期が長いという特徴があり，すぐに値には反映されないため，あくまでも目安としています．また，入院時に主観的包括的アセスメント（subjective global assessment；SGA）**(表3-4-1)**[1]や，ここ最近の体重の推移などを用いて栄養スク

リーニングを行い，栄養障害やリスクを把握しています．しかし重症患者の全身状態は刻々と変化するため，状態に合わせて正確な栄養状態を評価するのは困難です．したがって，栄養状態を評価するには，病歴，入院前の食事摂取・栄養状態，体重変化，併存疾患や合併症，理学所見，重症度（APACHE Ⅱ スコア*¹や SOFA スコア*²），消化管機能など，さまざまな項目をチェックし，幅広い視点で総合的に判断します．

*1 APACHE Ⅱスコア：acute physiology and chronic health evaluation Ⅱ score. ICU 入室患者の重症度評価の指標であり，1981年に Knaus,W.A. らによって提唱され，1985年に第2版として改訂された．その後も改訂が進められているが，わが国ではこの第2版が多く用いられている．
*2 SOFA スコア：sequential organ failure assessment score. ヨーロッパ集中治療医学会（European Society of Intensive Care Medicine：ESICM）から提唱された多臓器不全の評価法であり，現在は ICU 入室患者の重症度評価の指標として多く用いられている．呼吸器，凝固能，肝機能，循環機能，中枢神経系，腎機能の6つの項目について評価する．

表3-4-1　SGA（主観的包括的アセスメント）で使用する項目（Detsky AS. et al.：What is subjective global assessment of nutritional status? J Parenter Enteral Nutr：11：8-13, 1987 を参考に作成）

問診・病歴	理学的所見
・体重変化	・皮下脂肪の損失状態 　（上腕三頭筋皮下脂肪厚）
・食物摂取状況の変化	・筋肉の損失状態（上腕筋囲長）
・消化器症状	・筋肉の損失状態（上腕筋囲長）
・ADL（日常生活動作）	・浮腫（くるぶし，仙骨部）
・疾患と栄養必要量との関係　など	・腹水，など

2. 異化を理解する

　生体は侵襲にさらされると，生命維持のために生体のさまざまな力を総動員し，戦闘モードに入ります．このような状態では，エネルギーを消費しますが，外からの栄養が不足すると，脂肪や筋肉などの身を削ってエネルギーに変える機能が働きます．このような生体内の物質を分解する過程を**異化**といいます．

❷ 栄養管理の実践

1. 必要エネルギー量

簡易式

25〜30kcal/kg/日

　この式では，体重60kgの人なら1日に必要なエネルギー量は1500〜1800kcalです．厳密性には欠けますが，てっとり早くおおよそのエネルギー必要量を把握するのに役立ちます．

Harris-Benedict（ハリス・ベネディクト）の式

　昔から日本でもよく使われる推算式です．考慮すべき点として，欧米人のデータをもとにしているため，日本人には1日必要エネルギー量が多めになることに注意します．また，この推算式で使われている「活動因子」と「ストレス因子」の係数に科学的な根拠はなく，不確かなものであることを考慮します．次のように求めます．

①**基礎代謝量（BEE）を求める**．

〈基礎代謝量（BEE）〉

男性＝66.47＋（13.75×体重kg）＋（5.0×身長cm）−（6.76×年齢）

女性＝655.1＋（9.56×体重kg）＋（1.85×身長cm）−（4.68×年齢）

②**重症度に応じた補正のため，「活動因子」と「ストレス因子」を乗じる**．

1日必要エネルギー量（kcal/日）（TEE）（kcal/日）＝BEE × AF × SF

活動因子（activity factor；AF）	ストレス因子（stress factor；SF）
意識低下状態 1.0	小手術 1.2
床上安静時 1.2	外傷時 1.35
歩行可能時 1.3	敗血症 1.6
	重症熱傷 2.1

間接熱量計による推定

　日本集中治療医学会の『日本版重症患者の栄養管理ガイドライン』(2016)では「間接熱量計」の使用によってエネルギー消費量を推定することが推奨されています．呼気ガス分析によって実測した酸素消費量と二酸化炭素排出量から，REE(安静時エネルギー消費量)を算出します．

　この推定式の短所として，測定時点での値とその後の消費量が一致するとは限らず，投与している酸素濃度によっては不確かな値になることがあります．

　かつては大がかりで高価な装置というイメージが ありましたが，最近はベッドサイドでも使用可能なコンパクトなものが登場しているようです．

2．目標タンパク質量

　健常人では1日あたりの推奨量は0.8g/kgとされています[4]．侵襲時の治療においては，運動強度や量によって1.2〜2.0g/kgとされていますが[2][5]〜[7]，明確な根拠となる結論は得られていません．

　『日本版重症患者の栄養管理ガイドライン』(2016)では至適タンパク投与量は不明と記載したうえで，エネルギー投与量が目標量に達している場合は，1.2〜2.0g/(実測体重)kg/dayの蛋白が喪失していることを考慮したうえで，タンパク投与量を設定することが弱く推奨されています．必要量は病態や時期に応じて異なる，と考えられます．

3. overfeeding(エネルギー過剰)に注意

　初期の至適エネルギー量は，重症化以前に栄養障害がない症例では，初期の 1 週間は消費エネルギーに見合うエネルギー投与量を目指さないとされています．overfeeding(エネルギー過剰)になることがあるからです．

　生体は侵襲下では異化が亢進します．また内因的なストレスホルモン放出も相まって，外から栄養を摂取しなくても，しばらくは自家

でエネルギーをつくります．そのため，異化が亢進するような状態では，外からの栄養補給は控えめでいいのです．エネルギーが多すぎるoverfeedingは，高血糖，高二酸化炭素血症などの有害事象を生じ，予後が悪いといわれています．

4．栄養開始のタイミング

『日本版重症患者の栄養管理ガイドライン』(2016)では，早期からの栄養開始によって感染症の合併症減少，死亡率低下が指摘されており，腸管蠕動の確認を栄養開始の条件としないことが推奨されています．

脳卒中患者の栄養管理開始時期については，脳卒中に特化したエビデンスはなく，重症患者の対応に則って行うことが推奨されています．また，重症頭部外傷患者については，1週間以内に開始することが推奨されています．これは死亡率の低下と関連しているようです[2]．

栄養開始のタイミングは治療開始後，遅くとも48時間以内です．筆者の施設では「早期栄養開始プロトコル」(153頁)を使用し，開始時期について，できるだけ早期から多職種カンファレンスを行って検討しています．多職種カンファレンスは平日朝に行い，参加者は医師，看護師，薬剤師，管理栄養士，理学療法士，臨床工学技士です．

5．投与経路の検討

1）経口摂取

患者が経口からの食事摂取が可能な状態なら第一に経口摂取を検討します．改訂水飲みテスト(MWST)[*3]や反復唾液嚥下テスト(RSST)[*4]などによるスクリーニングを行い，嚥下機能を評価します．脳血管障害の発症または既往などで嚥下機能の悪化がある場合(顔面神経麻痺，口腔内の感覚障害，嚥下障害)や，意識レベルがJCS2桁以上(GCS8点以下)などはハイリスクに該当するため，専門スタッフ(摂食・嚥下障害看護認定看護師または言語聴覚士)に評価を依頼します．

＊3 改訂水飲みテスト（MWST）：modified water swallowing test. 3mLの冷水を嚥下することで咽頭期の障害を評価する方法.

＊4 反復唾液嚥下テスト（RSST）：repetitive saliva swallowing test. 人指し指と中指で甲状軟骨を触知し，30秒間に空嚥下が何回行えるかを調べる方法.

2）経腸栄養と経静脈栄養

　経口摂取だけでは栄養が足りない場合，もしくは経口摂取がむずかしい場合，経腸栄養（経管栄養）か経静脈栄養が選択されます．それぞれの特徴は**表3-4-2**のとおりです．腸管を使用するメリットが多いことから，それが可能であるかぎり，経静脈栄養よりも経腸栄養を優先することが強く推奨されています．腸管を使用できない場合やそれだけでは栄養が不十分の場合には，経静脈栄養にたよることもありますが，早期からの経腸栄養が基本です．

表3-4-2　経腸栄養と経静脈栄養の特徴

経腸栄養（enteral nutrition；EN）
・腸管の機能と構造を維持できる　　・免疫能の維持，生体防御機能の維持にも有効
・早期経腸栄養は侵襲期の代謝亢進を抑制する　　・安価である

経静脈栄養（total parenteral nutrition；TPN，peripheral parenteral nutrition；PPN）
・経口もしくは経腸栄養での不足分の補充
・一般的に1週間を目安に用いる
・長期に行うことでカテーテル関連血流感染のリスクが高まる
・肝機能障害・胆汁うっ滞・胆石症・無石胆嚢炎などが起きることがある
・中心静脈栄養（TPN）のみで消化管を使用しないと，バクテリアルトランスロケーション（bacterial translocation；BT）（Memo❶）が起こる

Memo
❶

バクテリアルトランスロケーション（BT）とは

　絶食や腸管血流低下により腸粘膜は萎縮します．それに伴い腸管バリア機能が破綻すると，腸内細菌やエンドトキシンなどが粘膜固有層を通過し，腸管膜リンパ節，脾臓，肝臓，腹腔内などに侵入します．これらが血流にのって全身にばら撒かれると敗血症や多臓器障害のような重篤な状態に陥ることがあります．

6．経腸栄養の投与速度

　経腸栄養では持続投与法と間欠投与法があります．

　どちらを選択すべきかについて，重症患者では下痢などの合併症が低い傾向がある持続投与がよいとされています．間欠と持続的とで誤嚥については有意差はないようですが，誤嚥や下痢は経腸栄養継続の支障になるため，可能であればリスクの少ない持続投与を選択するとよいと思います．

　なお，高齢患者を対象にした調査で，200〜400mLの栄養剤を 4時間ごとに30分かけて投与した間欠投与群と，経腸栄養ポンプを使用した持続投与群とを比較した結果，間欠投与群で下痢が有意に多くみられた（p ＝0.008）という報告があります[3]．また，外傷患者を対象にした調査では，125mLを4時間ごとに15分かけて投与した間欠投与群と，25mL/時で投与した持続投与群を比較したところ（両群とも徐々に目標投与量まで増量していく方法），間欠投与群で下痢が多く，下痢が長引いたと報告されています[4]．

7．血糖コントロール

　『脳卒中治療ガイドライン 2021』（日本脳卒中学会）は「脳卒中急性期には高血糖を是正し，低血糖を予防しながら140〜180mg/dLの範囲に血糖を保つことを考慮してもよい」としています．また『日本版重症患者の栄養療法ガイドライン』（日本集中治療医学会，2016）は，血糖値のコントロールを行う際には，目標血糖値は180mg/dL以下とし，血糖値を80〜110mg/dLに維持する強化インスリン療法は行わないことを強く推奨しています．

8．水分量

　高齢者や基礎疾患をもつ患者，特に心疾患をもつ患者などは，急性期の水分管理に注意が必要です．栄養療法には水分投与が伴うため，それを念頭に栄養管理をすすめます．

9.「早期栄養開始プロトコル」の活用

　筆者の施設では「早期栄養開始プロトコル」を作成し，各ベッドに配置し使用しています（図3-4-1）．平日朝に行う多職種カンファレンスで，早期リハビリテーションとセットで栄養管理についてもディスカッションし，それぞれの患者に応じた栄養療法を考えています．

図3-4-1 「早期経腸栄養開始プロトコル」の例

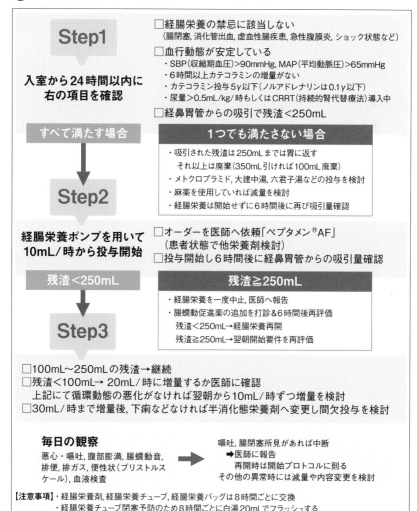

Step1

入室から24時間以内に
右の項目を確認

□経腸栄養の禁忌に該当しない
（腸閉塞，消化管出血，虚血性腸疾患，急性腹膜炎，ショック状態など）
□血行動態が安定している
・SBP（収縮期血圧）>90mmHg, MAP（平均動脈圧）>65mmHg
・6時間以上カテコラミンの増量がない
・カテコラミン投与5γ以下（ノルアドレナリンは0.1γ以下）
・尿量>0.5mL/kg/時もしくはCRRT（持続的腎代替療法）導入中
□経鼻胃管からの吸引で残渣<250mL

すべて満たす場合 ↓

1つでも満たさない場合
・吸引された残渣は250mLまでは胃に返す
　それ以上は廃棄（350mL引ければ100mL廃棄）
・メトクロプラミド，大建中湯，六君子湯などの投与を検討
・麻薬を使用していれば減量を検討
・経腸栄養は開始せずに6時間後に再び吸引量確認

Step2

経腸栄養ポンプを用いて
10mL/時から投与開始

□オーダーを医師へ依頼「ペプタメン®AF」
（患者状態で他栄養剤検討）
□投与開始し6時間後に経鼻胃管からの吸引量確認

残渣<250mL ↓

残渣≧250mL
・経腸栄養を一度中止，医師へ報告
・腸蠕動促進薬の追加を打診＆6時間後再評価
　残渣<250mL→経腸栄養再開
　残渣≧250mL→翌朝開始要件を再評価

Step3

□100mL〜250mLの残渣→継続
□残渣<100mL→ 20mL/時に増量するか医師に確認
　上記にて循環動態の悪化がなければ翌朝から10mL/時ずつ増量を検討
□30mL/時まで増量後，下痢などなければ半消化態栄養剤へ変更し間欠投与を検討

毎日の観察
悪心・嘔吐，腹部膨満，腸蠕動音，排便，排ガス，便性状（ブリストルスケール），血液検査
➡
嘔吐，腸閉塞所見があれば中断
➡医師に報告
　再開時は開始プロトコルに則る
　その他の異常時には減量や内容変更を検討

【注意事項】・経腸栄養剤，経腸栄養チューブ，経腸栄養バッグは8時間ごとに交換
　　　　　　・経腸栄養チューブ閉塞予防のため8時間ごとに白湯20mLでフラッシュする

❸ 栄養管理における看護師の役割

　経腸栄養の合併症には，消化管・代謝・器具由来などがあります．また，経口摂取を行っている場合，なんらかの原因により，食欲減退や摂取不足がみられることがあります．患者に最も長い時間接している看護師は，状態の変化にいち早く気づき，すみやかに対処することができます．看護師は，合併症を回避しながら，目標量の栄養投与を継続できるよう努めます．

1. 誤嚥性肺炎の予防

　誤嚥性肺炎の診断は呼吸困難，頻脈，血圧低下などの症状，画像検査(胸部X線・CT検査)，喀痰培養検査などにより行われます．

　誤嚥性肺炎の原因は口腔内汚染，経腸栄養カテーテルの位置異常，患者の不適切な体位，嘔吐です．脳神経疾患の場合，意識障害や人工呼吸管理，経鼻栄養チューブの使用などにより，誤嚥のリスクが高まります．

　対策は，適切な口腔ケア，体位調整(ファウラー位，座位)，細い経腸栄養カテーテルの選択などがあります．気管挿管患者であっても誤嚥予防のため頭側30°以上の挙上を目安にします．細い経腸栄養カテーテルは閉塞しやすいため，持続注入中であっても十分な水(20〜30mL)で適宜フラッシュし，閉塞を予防します．

　誤嚥のハイリスク症例には，幽門後に経腸栄養チューブの先端の留置を考慮することが推奨されています．

2. 経腸栄養耐性の評価

　患者の経腸栄養に対する耐性がないかモニタリングを行います．具体的には経腸栄養実施中の痛み，腹部膨満感の訴え，理学所見，排ガス・排便，腹部X線所見などです．これらからの耐性の徴候がないことを確認したうえで，不適切に経腸栄養を中断しないようにします．

３．便秘の対応

便秘が続くと腹腔内圧が上昇し，腸管の血流減少など深刻な状態になることがあります．消化管の通過障害が起きていないか日々のフィジカルアセスメント（視診，触診，打診，聴診（腸蠕動音聴取），悪心の有無などの観察），画像所見，排便の様子，経腸栄養カテーテルからのもどり（量・性状）なども気にして確認するようにします．便秘がある場合は，緩下薬や水分量調整などを検討します．

４．下痢の対応

経腸栄養の実施によって，下痢の頻度は高まる傾向があります．下痢の原因には投与速度（速い），経腸栄養剤の浸透圧，乳糖不耐，食物繊維不足または過剰，感染性腸炎，腸管粘膜萎縮などがあり，原因を評価し，その結果に基づいて対応します．

経腸栄養剤による下痢が考えられる場合は，持続投与に変更する，浸透圧の低いものや食物繊維を多く含むものに変更する，総量を減らすなどの対応が考えられます．整腸薬や止痢薬の投与も検討します．

５．情報共有

共通したスケールを用いて，看護師間で情報共有します．例えば，各勤務帯で評価表に排便回数，ブリストルスケール評価，症状の有無，胃内残量などを経時的に記録し共有します．問題がある場合は医師への報告と，リハビリテーションに関係する場合は担当者（理学療法士，作業療法士，言語聴覚士）に伝達し，情報共有を図ります．

6．スケジュール管理

清拭や着替え，リハビリテーション，検査など，患者の1日のスケジュールを把握し，患者にとって負担の少ないスケジュール調整を意

識します．人工呼吸器離脱時や気管カニューレ交換日は嘔吐のリスクが高まるため，処置直前の栄養投与は避けるなどの配慮が必要です．

7. 栄養サポートチーム（NST）の活用

　なんらかの理由で栄養が十分摂取できていない，経腸栄養を開始したが下痢がおさまらず中止せざるを得ないなど，栄養管理について悩んだり，困ったときは栄養サポートチーム（NST）の力を借りましょう．NSTは，医師，摂食・嚥下障害看護認定看護師，看護師，薬剤師，管理栄養士，理学療法士，臨床工学技士など多職種で構成され，さまざまな視点から患者をトータルにサポートします．

引用・参考文献

1) Detsky AS, et al. : What is subjective global assessment of nutritional status? J Parenter Enteral Nutr : 11 : 8-13, 1987
2) 日本脳卒中学会脳卒中ガイドライン委員会・編：脳卒中治療ガイドライン 2021. 協和企画. 2021
3) Ciocon, J.O. et al. : Continuous compared with intermittent tube feeding in the elderly. Journal of Parenteral and enteral nutrition 16 : 525-528, 1992
4) Steevens, E.C. et al. : Comparison of continuous vs intermittent nasogastric enteral feeding in trauma patients : perceptions and practice.　Nutrition in Clinical Practice 17 : 118-122, 2002
・日本集中治療医学会重症患者の栄養管理ガイドライン作成委員会：日本版重症患者の栄養療法ガイドライン. 日本集中治療医学会雑誌 23 : 185-281, 2016
・WHO : Energy and protein requirements. Report of a joint FAO/WHO/UNU Expert Consultation . World Health Organ Tech Rep Ser 724 : 1-206,1985
・Kreyman K.G., et al. : ESPEN Guidelines on Enteral Nutrition : intensive care. Clinical Nutrition 25 : 210-223, 2006(https://espen.info/documents/ENICU.pdf)
・McClave S.A.,et al. : Guidelines for the provision and assessment of nutrition support therapy in the adult critically ill patient : Society of Critical Care Medicine (SCCM) and American Society for Parenteral and Enteral Nutrition (A.S.P.E.N.).　Journal of Parenteral and Enteral Nutrition 33 : 277-316, 2009
・Martindale R.G., et al. : Guidelines for the provision and assessment of nutrition support therapy in the adult critically ill patient : Society of Critical Care Medicine and American Society for Parenteral and Enteral Nutrition : executive summary. Critical Care Medicine 37 : 1757-1761, 2009

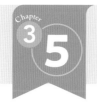

血液凝固・線溶の理解
─出血？梗塞？凝固・線溶の ポイントを学ぶ

　人間は，血管を使って血液を全身に循環させることで，それぞれの臓器を栄養し，生命を維持しています（**Memo❶**）．血液は，重要な臓器に酸素などを送る大事な組織です．血管が，なんらかのダメージを受け，破れたり切れたりして出血などが起これば，身体を守るために，血液の凝固と線溶が起こります．どちらも大事な機能であり，両者のバランスが保たれていることが重要ですが，敗血症などの過大な侵襲（≒身体的な負担，ストレス）が身体に加わると，この血液凝固機能のバランスが大きく崩れてしまい，出血が続いたり，逆に血栓（血液の塊）をたくさん作ってしまったりすることがあります．

　このような状態を播種性血管内凝固症候群（DIC）とよび，これ自体で生命危機に陥らせてしまうこともあります．さらにDICは，主要な臓器の微小血管や脳血管を詰まらせ，重篤な状態に陥らせることがあります．

　ICUに入るような重症な患者ほど，DICを起こすことがあり，少し古いデータ（1998年）ですが，旧厚生省研究班の疫学調査によると，DICの患者数は73,000人／年と推測され，その死亡率は56％と非常に高い数値を示しています．

　そのため，看護師が血液の凝固機能を理解することは大変重要な視点といえます．

❶ 血液の止血機能と線溶

　出血が起これば，それが続かないようにするために，凝固と線溶が起こります（**図3-5-1**）．血液凝固とは，簡単にいえば身体に備わった止血機能で，血栓を作って傷を覆います．一次止血と二次止血があります（後述）．線溶は線維素（フィブリンの網）を溶解（溶かす）の略

で，傷の修復後，血栓を溶かす作用です．二次止血の後に起こります．

血液の中身
—

血液の中には，細胞成分と液体成分があります．細胞成分は血球成分ともいわれ，酸素を運ぶ役割のヘモグロビンを有した赤血球や，細菌などと闘う免疫機能をもった白血球，そして出血を止めるための血小板があります．一方，液体成分は，血漿成分ともいわれ，水分やさまざまなタンパク質，電解質，ホルモン，ビタミンなどが含まれています．血液全体の45％が細胞成分で，残りの55％が血漿成分といわれています．

	名称	形・大きさ	1uL中の数	働き	寿命	作られる場所	壊れる場所
細胞成分45％	赤血球	●無核 ●直径 7～8μm	男性 約500万個 女性 約450万個	酸素の運搬をするヘモグロビンというタンパク質を含む	100～120日	骨髄 白血球のうち一部はリンパ組織の中で作られる	脾臓 肝臓 リンパ組織
	白血球	●有核 ●直径 10～15μm	4000～9000個	異物処理 細菌を貪食して殺す働きがある 免疫機能	3～5日 種類によっては数か月～数年		
	血小板	●無核 ●直径 2～4μm	15万～40万個	止血作用 傷口で血液を凝固させ血栓をつくる働きがある	10日程度		
血漿成分55％	血漿	水分(約90％) タンパク質(7～9％) ブドウ糖，ナトリウムイオン，その他の無機物ホルモン		物質の運搬 体液の一定保持			

人間一人の血液の量は，体重の約1/13（7～8％程度）といわれており，50kgの人であれば，約3.5～4.0L が血液の量となります．そのうちの半分弱が赤血球や白血球，血小板の血球成分で，半分強が水分やタンパク質などの血漿成分と覚えましょう

日本血液製剤協会：血液について
http://www.ketsukyo.or.jp/blood/blo.01.html（2022/11/12閲覧）より一部改変

図 3-5-1　血液凝固と線溶

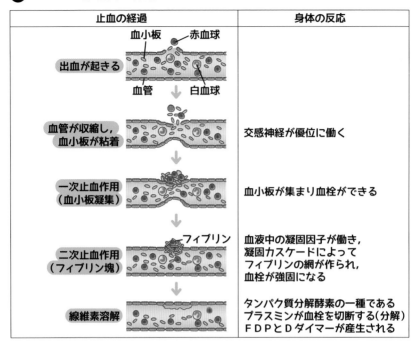

止血の経過	身体の反応
出血が起きる（血小板・赤血球・血管・白血球）	
血管が収縮し，血小板が粘着	交感神経が優位に働く
一次止血作用（血小板凝集）	血小板が集まり血栓ができる
二次止血作用（フィブリン塊）	血液中の凝固因子が働き，凝固カスケードによってフィブリンの網が作られ，血栓が強固になる
線維素溶解	タンパク質分解酵素の一種であるプラスミンが血栓を切断する（分解）FDPとDダイマーが産生される

1．血液凝固の流れ—一次止血と二次止血

　血管が破れて出血すると，身体は交感神経が優位になり，血管を収縮させます．そしてその傷を塞ぐように止血機構（血液凝固機能）が働きます．

　この血液凝固機能には，血球成分である血小板と，血漿成分のタンパク質である血液凝固因子が非常に重要な役割を担っており，しっかりと止血するために次の「2段階の方法」で止血されます．

一次止血

　1段階目は，血小板が働きます．血管が傷つき出血すると，血管内皮細胞の下にあるコラーゲン線維に血小板が結合します．血小板は血管内に 1 μL（＝0.001mL）中に15〜40万個と非常にたくさん存在しているため，すばやく集まって血小板の壁を作ります．これを「血小板の凝集_{ぎょうしゅう}」といい，一次止血ともいいます．この一次止血である血小板での止血

は，非常にすばやく反応する反面，血を止めるにはまだ弱い状態で不安定といえます．そのため，2段階目でより強い状態にさせます．

二次止血

2段階目は，集まった血小板の上にフィブリンの網が覆い被さり，より強固な状態にさせることをいい，これを二次止血といいます．この二次止血は，血漿成分のタンパク質である血液凝固因子が反応して複雑な過程（凝固カスケード，**Memo❷**）を辿りながら最終的にフィブリンの網を形成します（**図**3-5-2）．

図 図3-5-2　血液凝固のポイント

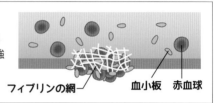

- 血液凝固は2段階で行われる
- 一次止血は血小板が集まって起こる
- 二次止血はフィブリンの網でより強固にする

フィブリンの網　血小板　赤血球

2．血液線溶の流れ

二次止血までで血液が強固に固まり血栓となりますが，二次止血まで進んだ後は損傷した傷や血管の修復が行われます．血管は平らな血管内皮細胞で覆われており，血栓で塞がれた血管の傷は周りの血管内皮細胞が増殖して，血栓を押し退けるように新しい血管内皮細胞で覆われて修復されます（**図**3-5-3）．

図 3-5-3　血管修復機序の開始

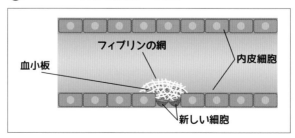

フィブリンの網　内皮細胞　血小板　新しい細胞

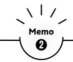

Memo
❷

凝固カスケード
—

血液凝固の理解がむずかしいのは，凝固カスケードが複雑だからだと思います．凝固カスケードは，二次止血でフィブリンの網を作るまでの過程であり，凝固因子が反応していった結果です．様式図を順番に見ていくと，少しずつ理解ができるようになると思いますが，少し丁寧に見ていくことにします．まず，このフィブリンの網を作り出すためのスタートとなるきっかけ（引き金）には，2つの経路があります．1つ目の経路は，必要な血液凝固因子すべてが血管内にあるため「内因系」といいます．その反対に，もう一つの経路は，血液が血管外に流出して組織因子と混じることで血液凝固反応が起こるため，「外因系」といいます．

この内因系と外因系の反応の後にさらに反応が続き，最終的にフィブリノゲンがフィブリンに変わり，網状になって血小板に覆い被さります．これらは滝の流れ（カスケード）ようにどんどんと続くため，凝固系カスケードといわれます．血液凝固因子は 12 個あり，大きく4つのグループに分けられ，ローマ数字で表記されます（I～XIII，VIは欠番）．

【カスケード理論】

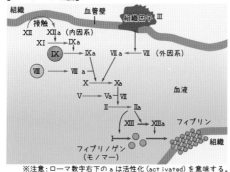

	同義語	分子量（万）	血漿中含量（mg/100mL）
I	フィブリノゲン	34.0	200～400
II	プロトロンビン	7.2	15～20
III	組織因子	4.4	
IV	Ca²⁺（カルシウムイオン）		
V	ACグロブリン	30	2.5
VI	（欠番）		
VII	プロコンバーチン	4.8	0.05
VIII	抗血友病因子	33	0.001
IX	クリスマス因子	5.5	0.34
X	スチュワート因子	5.5	0.75
XI	PTA	14.3	0.5
XII	ハーグマン因子	7.4	2.5
XIII	フィブリン安定化因子	31.0	1～2

※注意：ローマ数字右下の a は活性化（act ivated）を意味する．

- 外因系 VII
- 内因系 VIII IX XI XII
- 共通系（外因系と内因系の合流した後）I II V X
- それ以外 III IV X

ほとんどの凝固因子は肝臓で作られるタンパク質ですが，IVはカルシウムイオンです．

日本血液製剤協会：血液について．
http://www.ketsukyo.or.jp/blood/blo.01.html（2022/11/12閲覧）より一部改変

　この修復が済んだら，今度は固まった血栓は血流の邪魔になるため，これを除去する（溶かす）工程が始まります．これを血液線溶と

いいます．この血液線溶が行われるときは，プラスミンというタンパク質が使われます．

　プラスミンは普段，血管内ではプラスミノゲンという形で存在しますが，血液中にフィブリンの網が形成されると，プラスミノゲンアクチベータ（t-PA）というタンパク質分解酵素がプラスミノゲンに作用して，これを活性化します．そうしてできあがったのが，プラスミンです．これは，フィブリンの網を切っていくハサミのような役割をもっていて，このときに切り取られたもの（血栓溶解産物）をFDP（fibrin/fibrinogen degradation products；フィブリノゲン・フィブリン分解産物）とかDダイマーといいます．

　FDPもDダイマーも血栓が溶かされることで産生されますが，両者の違いはその大きさにあり，FDPのほうが大きく，DダイマーはFDPがさらに溶かされてできる最終産物です（**図3-5-4**）．

図3-5-4　血液線溶のポイント

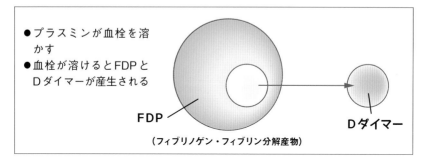

- プラスミンが血栓を溶かす
- 血栓が溶けるとFDPとDダイマーが産生される

FDP
（フィブリノゲン・フィブリン分解産物）

Dダイマー

❷ 血液凝固・線溶の評価と看護ポイント

1. 血液凝固の評価

1）血液凝固の検査データ

　血液の固まりやすさを評価する検査項目は，血小板数（Plt），プロ

トロンビン時間（PT），プロトロンビン時間国際標準化比（PT-INR），活性化部分トロンボプラスチン時間（APTT），フィブリノゲン（Fib），アンチトロンビン（AT）などがあります（**表3-5-1**）．

表3-5-1　血液凝固の検査

検査項目	基準値（参考値）*	指標
血小板数（Plt）	15〜40 万/μL	一次止血の評価
プロトロンビン時間（PT）	10〜12 秒	外因系凝固因子の評価
プロトロンビン時間国際標準化比（PT-INR）	0.9〜1.1	PTを国際標準の値と比較したもの
活性化部分トロンボプラスチン時間（APTT）	30〜40 秒	内因系凝固因子の評価
フィブリノゲン（Fib）	170〜410mg/dL	二次止血の評価
アンチトロンビン（AT）	80〜130%	

*基準値（参考値）は，施設によって測定方法も異なるため，各施設での基準を確認ください．

2）看護のポイント

　血液凝固系の検査データを見る際には，患者がアスピリン（バイアスピリン®，バファリン®）などの抗血小板薬（血小板の作用を遅らせて血液を固まりにくくする薬）を服用していないか確認します（**表3-5-2**）．患者の治療のために，薬剤によってわざと血液凝固を調整（延長）していることがあるからです．また，ワルファリンカリウム（ワーファリン®）などの凝固因子阻害薬（凝固因子の働きを抑えて血液を固まりにくくする）の服用のチェックも必要です（**表3-5-2**）．

　また，よく点滴静脈注射で使用されるヘパリンは，それ自体に抗凝固作用はありませんが，抗凝固因子であるアンチトロンビンと結合することで抗凝固作用を発揮します（**図3-5-5**）．アンチトロンビンは，凝固因子の第Ⅱ因子である プロトロンビンが活性化されて作られるトロンビン（161頁「**Memo❷**凝固カスケード」参照）に作用して血液の凝固を抑えますが，ヘパリンがあることで反応が速くなります．アンチトロンビンがないとヘパリンは効果を示さないため，アンチトロ

ンビン値が低い患者の場合は，アンチトロンビンを補充する薬剤が投与されることがあります．

　これらは患者の抱える疾患などによって調整されるため，普段どのような薬を患者が飲まれているかという情報を得ておくことはたいへん重要です．

　出血しやすい患者がいたら，医師は輸血のオーダーを出すこともあります（165頁「**Memo ❸** 輸血用血液製剤」参照）．

表3-5-2　主な抗血小板薬と凝固因子阻害薬

抗血小板薬（血小板の作用を遅らせて血液を固まりにくくする）
・アスピリン（バイアスピリン®，バファリン®）
・クロピドグレル硫酸塩（プラビックス®）
・プラスグレル塩酸塩（エフィエント®）
・チクロピジン塩酸塩（パナルジン®）
・シロスタゾール（プレタール®）

■凝固因子阻害薬（凝固因子の働きを抑えて血液を固まりにくくする）
・ワルファリンカリウム（ワーファリン®）
・ダビガトランエテキシラートメタンスフホン酸塩（プラザキサ®）
・リバーロキサバン（イグザレクト®）
・アピキサバン（エリキュース®）
・エドキサバントシル酸塩水和物（リクシアナ®）

図3-5-5　ヘパリンによる抗凝固作用のメカニズム

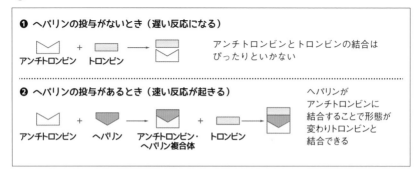

❶ ヘパリンの投与がないとき（遅い反応になる）

アンチトロンビン ＋ トロンビン → 　　　アンチトロンビンとトロンビンの結合はぴったりといかない

❷ ヘパリンの投与があるとき（速い反応が起きる）

アンチトロンビン ＋ ヘパリン → アンチトロンビン・ヘパリン複合体 ＋ トロンビン → 　　　ヘパリンがアンチトロンビンに結合することで形態が変わりトロンビンと結合できる

2. 血液線溶の評価

1）血液線溶の検査データ

　血液線溶を評価するには，血栓溶解産物であるFDPとDダイマーが重要になります．両者ともに血栓があって初めて検出されるため，正常値は0に近い状態です（**表**3-5-3）．

表3-5-3　FDPとDダイマーの基準値

検査項目	基準値（参考値）	指標
FDP	10μg/mL 以下	高値の場合は血栓形成を疑う
D ダイマー	1.0μg /mL 以下	高値の場合は血栓形成を疑う

両方とも検査を行う必要があるのかという議論もありますが，FDP は急性期 DIC 診断基準の検査項目にもなっており，検査の目的に応じて判断する必要があります．

Memo
❸

輸血用血液製剤
—

　輸血用血液製剤は主に3種類あり，赤血球製剤（RBC），血漿製剤（FFP），血小板製剤（PC）があります．一次止血で必要な血小板は血小板製剤（PC）で補充が可能ですし，二次止血で必要な凝固因子は血漿製剤（FFP）で補充が可能です．
　しかし，輸血製剤は副作用もあり，値段も高価で，数に限りもあります．状況に応じて補充を検討・実施する必要があるため，慎重な判断が求められます．また，実施中は副作用の出現がないか，十分に観察を行う必要があります．

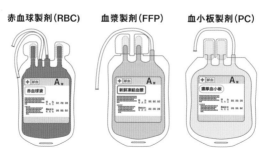

赤血球製剤（RBC）　　血漿製剤（FFP）　　血小板製剤（PC）

2) 看護のポイント

　血液検査の結果，FDPやDダイマーが基準値以上だった場合，外傷や手術後であったり，肉眼的に出血があった患者でなければ，なんらかの血栓が存在し，血液の線溶が亢進している状態だということが考えられます．このなんらかの血栓が存在する状態は，深部静脈血栓や肺血栓塞栓症，脳梗塞や心筋梗塞の存在を示唆する場合があります．FDPやDダイマーが上昇しているときは，緊急的に追加検査（頭部CT検査やMRI検査，エコー検査など）が行われることもあります．

　また，急性期脳梗塞でt-PA療法を行うことがありますが，これは，組織プラスミノゲンアクチベータ（t-PA）を点滴静脈注射して，血液線溶を行うプラスミンの産生を促進して強力に血栓を溶かそうという治療です（図3-5-6）．ウロキナーゼも同様の作用でプラスミンの産生を促進させます．どちらも強力に血栓を溶かす治療のため，出血しやすい状態に陥ります．血圧が高くなりすぎないように管理し，出血がないかを十分に観察する必要があります．場合によっては，脳出血を起こしてしまうこともあるため，意識レベルの変化にも注意が必要です．

　FDPやDダイマーだけでは，血栓の存在は示唆できても，どこに存在しているのかまではわからないため，ほかの検査データや患者の症状などと合わせて，総合的に判断することが必要です．一つの情報だけで考えるのではなく，たくさんの情報を得て判断するようにします．

図3-5-6　t-PAの作用機序

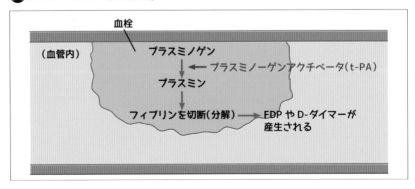

参考文献

・中川雅夫：本邦における播種性血管内凝固(DIC)の発症頻度・原因疾患に関する調査報告. 厚生省特定疾患血液系疾患調査研究班血液凝固異常症分科会平成 10 年度研究業績報告書.　pp57-64, 1999

・日本血液製剤協会：血液について. www. ketsukyo. or. jp/blood/blo_01.html(2022/11/12閲覧)

・Suzuki, K.：Protein C. High, KA. Roberts, H.R.(eds.)：Molecular basis of Thrombosis and Hemostasis. Marcel Deckkre, pp393-420, 1995

・日本赤十字社：医薬品情報. www. jrc. or. jp/

・Ranieri, V.M., et al.：Drotrecogin alfa(activated)in adult with 　septic shock. New England journal of medicine 366：2055-2064, 2012

・Dahlback, B.：Protein S and C4b-binding protein：Components involved in the regulation of the protein C anticoagulant system. Thrombosis and haemostasi s66：49-61, 1991

・Suzuki, K., et al.：Structure and expression of human thrombomodulin, a thrombin receptor on endothelium acting as a cofactor for protein C activation. EMBO Journal 6：1891-1897, 1987

・Bajzar, L., et al.：Thrombin activatable fibrinolysis inhibitor：Not just an inhibitor of fibrinolysis. Critical care medicine 3：s320-324, 2004

・Kojima, T.：Molecular biology of ryudocan, an endothelial heparan sulfate proteoglycan. Seminars in thrombosis and hemostasis 26：67-73, 2000

・Hackeng, T.M., Rosing, J.：Protein S as cofactor for TFPI. Anteriosclerosis,thrombosis,and vascular bidogy 29：2015-2020, 2009

・Winckers, K., ten Cate, H., Hackeng, T.M.：The role of tissue factor pathway inhibitor in atherosclerosis and arterial thrombosis. Blood Reviews 27：119-132, 2013

・Golino, P., et al.：Involvement of tissue factor pathway inhibitor in the coronary circulation of patients with acute coronary syndromes. Circulation 108：2864-2869, 2003

身につける
脳神経疾患の知識と
看護のポイント

Chapter

4

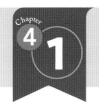

脳梗塞 —急性期治療の現状と看護のポイント

　脳梗塞とは脳の動脈がなんらかの原因で狭窄や閉塞することによって，脳細胞が虚血を起こし，脳細胞が不可逆的な神経予後をきたすものをいいます．端的にいうと脳細胞の『死』です．

　よく患者に「脳梗塞になった部分は治りますか？」と聞かれることがあります．もちろん答えは「NO」です．脳梗塞を一度発症すればその部分の脳細胞は死に，さまざまな後遺症が残ります．なぜ虚血を起こすと脳細胞は死んでしまうのか？　脳は偏食な臓器で，酸素と糖しか受け付けません．脳血管の狭窄や閉塞によって血液が送られないと，脳のエネルギー源である酸素と糖が途絶えます．そうすると，脳細胞は栄養不足に陥り，細胞死してしまうのです．

❶脳梗塞のさまざまな病態

　脳梗塞の病態はさまざまです．病態に応じた対応が必要です．

1．脳梗塞の分類

　脳梗塞の病態は発症機序から，①塞栓性，②血栓性，③血行力学性の3つに大きく分けられます（**表4-1-1**）．

　さらに臨床病態から，①心原性脳塞栓症，②アテローム血栓性脳梗塞，③ラクナ梗塞に細分化されます（**表4-1-2**）（**図4-1-1** ～**図4-1-3**）．

表4-1-1 脳梗塞の発症機序での分類

①塞栓性	体の中のどこかでできた血栓がなんらかの要因で脳血管に飛び血管が閉塞・狭窄したもの
②血栓性	血管の内腔がアテロームといわれる粥腫によって閉塞するもの. この中でも後で述べるラクナ梗塞の一種であるbranch atheromatous disease（以下，BAD）は症状が重くなるため注意が必要
③血行力学性	脳血管の末梢部まで血液が十分に流れることができずに脳梗塞を発症してしまうもの

表4-1-2 脳梗塞の病型による分類と特徴

	①心原性脳塞栓症	②アテローム血栓性脳梗塞	③ラクナ梗塞
発症機序	心臓にできた血栓が脳血管に飛び，脳動脈が閉塞してしまうもの. 血栓の大きさ，閉塞した部位によって脳梗塞の範囲が異なる.太い血管(主管動脈)が閉塞すればそれだけ梗塞範囲が大きくなり，症状も重篤化する(図4-1-1)	脳動脈の壁にアテロームが作られ，徐々に血管の内腔が狭くなる. そこへ血栓が付着し血管が閉塞したり，付着した血栓が飛ぶことで脳梗塞を発症する(図4-1-2)	太い血管から枝分かれした穿通枝とよばれる細い血管へ血栓が詰まることで脳梗塞を発症する. 穿通枝は栄養している範囲も狭いため,脳梗塞は比較的小さいことが多い(図4-1-3)
危険因子	・心房細動 ・卵円孔開存 ・心筋梗塞	・高血圧 ・高脂血症 ・動脈硬化 ・脱水(分水嶺域梗塞)	・高血圧 ・高脂血症 ・動脈硬化
原因	心臓内の血栓が脳動脈を閉塞	脳動脈のアテローム(動脈硬化)	脳動脈のアテローム(動脈硬化)
特徴	・最も症状が重く，急性発症，短時間で脳梗塞が完成 ・活動時の発症が多い ・血管の再開通で出血性梗塞を起こす	・前駆症状としてTIA(一過性脳虚血発作)が見られることがある ・安静時の発症が多い ・脳梗塞ができる部位別に特徴的な症状がみられる	・軽症症例が多い ・睡眠中・起床時の発症が多い ・直径1.5cm以下の梗塞 ・閉塞だけでなく出血することもある

図4-1-1　心原性脳塞栓症のMRIおよびMRA画像

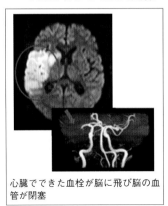

心臓でできた血栓が脳に飛び脳の血管が閉塞

図4-1-2　アテローム血栓性脳梗塞のMRIおよびMRA画像

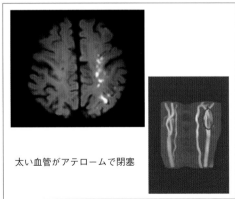

太い血管がアテロームで閉塞

図4-1-3　ラクナ梗塞のMRIおよびMRA画像

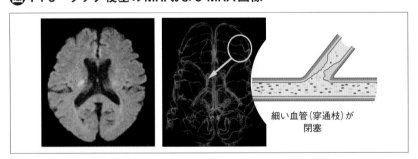

細い血管（穿通枝）が閉塞

2. 病態による注意ポイント

1）心原性脳塞栓症と不整脈

　心原性脳塞栓症では心臓にできた血栓が引き金になりますが，その根本となる原因は不整脈であることが知られています．特に心房細動のある患者で，心原性脳塞栓症となるケースは臨床でも多く見受けられます．心房細動では血液がよどむことによって血栓ができやすくなり，その血栓が脳血管に飛び脳梗塞を起こします．

　また大事な点として，心房細動から洞調律に戻り心収縮が正常になった際，血栓が飛ぶ確率が高くなります．心房細動のある患者で

は，塞栓症を起こすかもしれないという視点をもってかかわるととも
に，心房細動から洞調律への変化も見逃さないようにすることが重要
です．

2）BADとラクナ梗塞の違い

BAD（branch atheromatous disease）はラクナ梗塞と同じく，穿
通枝といわれる枝分かれした細い血管が閉塞して起きる脳梗塞です．
ただし，BADがラクナ梗塞と違う点は，穿通枝の根本に血栓が詰ま
ることです．そのためBADでは末梢側の何本もの穿通枝が閉塞して
いる状態となり，結果，脳梗塞の範囲が大きくなります．そのため重
度の機能障害を残しやすいタイプとして知られています．BADはラ
クナ梗塞よりも強力な抗血栓療法が行われることが多いですが，
BADの発症早期はラクナ梗塞との区別はむずかしいとされていま
す．

3）塞栓源不明脳塞栓症―最近話題の原因がわからない脳梗塞

多くの脳梗塞は原因が解明されていますが，中には原因のわからな
い脳梗塞もみられます．それらは「塞栓源不明脳塞栓症」（embolic
stroke of undetermined source；ESUS）といわれます（**表4-1-3**）．
潜在性発作性心房細動が原因の一つと考えられていますが，解明され
ていない部分も多い脳梗塞です．

表4-1-3　塞栓源不明脳塞栓症（ESUS）の診断基準(橋本洋一郎，伊藤康幸：潜因性脳卒中の診断手順. 脳卒中 38, p437, 2016より転載)

●CTまたはMRIでラクナ梗塞でない病巣の検出
　ラクナ梗塞は発症24〜48時間経過した時点でのCTで15mm以下（MRI拡散強調画像で20mm以下）の皮質下梗塞
●虚血病巣を灌流する血管に50％以上の狭窄性病変が頭蓋内・外の血管にない
●高リスク塞栓源心疾患がない
　永続性あるいは発作性心房細動，持続性心房粗動，心内血栓，置換弁，心房粘液腫あるいは他の心臓腫瘍，僧帽弁狭窄症，発症4週間未満の心筋梗塞，30％未満の左室駆出率，弁疣贅，感染性心内膜炎
●脳梗塞を来す他の特異的な疾患がない（例えば血管炎，動脈解離，片頭痛／血管攣縮，薬剤不正使用）

　検査：頭部CTまたはMRI，12誘導心電図，経胸壁心エコー
　　　　自動リズム検出可能な心臓モニター（24時間以上），虚血領域を灌流する頭蓋内と頭蓋外の評価（血管造影，MRA，CTA頸部duplex，経頭蓋ドプラ）

❷ 脳梗塞の治療

　脳梗塞の治療の基本は，血流の再開，維持，再発防止になります．脳梗塞後の脳細胞は壊死し，元には戻りません．脳血流の再開と維持は，ペナンブラの救済が目的です **(図4-1-4)**．**ペナンブラ**とは脳梗塞で壊死した脳細胞の周りにある，瀕死状態の細胞が存在する部分で，早期に血流を再開できれば脳機能の回復が見込める領域のことです．

1．脳血流の再開と再発防止

　脳梗塞の治療は，血栓を溶かすこと，血栓を取り除くこと，血栓自体を作らないことです．大きく分けると外科治療と内科治療に分かれます．その中でも，さまざまな治療の選択肢が増えてきています．

図4-1-4　ペナンブラ

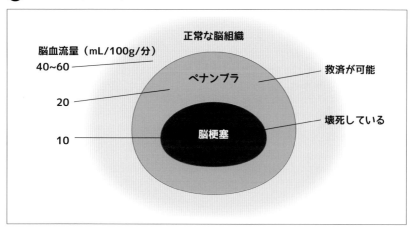

1）外科治療

①経動脈的血行再建術

　発症早期の脳梗塞に対して閉塞した血管にステントリトリーバー（血栓を回収する器具）を挿入しステントを広げることで血栓をからめとり取り除く**（図4-1-5）（図4-1-6）**，また血栓を吸引するなどの機械的血栓除去術では，さまざまな器具が開発され使用されています．また血管内でバルーンを膨らませ狭窄部を広げるバルーン血管形成法**（図4-1-7）**などもあります．

　これらの治療は以前は発症から6時間以内といった制約もありましたが，現在では最終健常確認時刻から24時間以内に実施することも可能となりました．

図4-1-5　ステントリトリーバーでの血栓回収

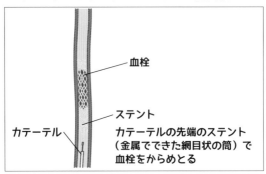

血栓

ステント
カテーテルの先端のステント
（金属でできた網目状の筒）で
血栓をからめとる

カテーテル

図4-1-6　ステントリトリーバーに
よって回収された赤色血栓[*1]

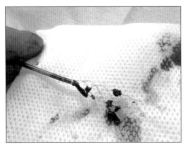

*1 赤色血栓：血流が遅い静脈内にできる
　静脈血栓は，フィブリンと赤血球からな
　り赤く見えることから，この名がある.

図4-1-7　バルーン血管形成
術（PTA）

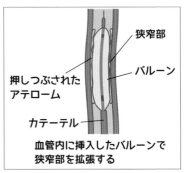

狭窄部

バルーン

押しつぶされた
アテローム

カテーテル

血管内に挿入したバルーンで
狭窄部を拡張する

②頸動脈内膜剥離術（CEA）・頸動脈ステント留置術（CAS）

　頸動脈はアテロームによる狭窄が起こりやすい場所です．狭窄部から血栓が剥がれ，その先の脳血管へ移動し脳梗塞を起こしたり，さらに狭窄が進行し閉塞してしまい脳梗塞を起こします．

　頸動脈内膜剥離術（CEA）は頸動脈自体を一時的に遮断し，シャントチューブで別の血流を確保したうえで，肥厚したアテローム硬化内膜を直接取り除く治療です（図4-1-8）.

　また頸動脈ステント留置術（CAS）は狭窄した血管をステントを留置することで拡げ，血流を確保する治療です（図4-1-9）.

　CEAに関しては狭窄率が高い症候性頸動脈狭窄症では内科治療よりも有効とされていますが，狭窄率が低ければ推奨する根拠は示され

ていないとの文献もあります．

図4-1-8　頸動脈内膜剥離術（CEA）

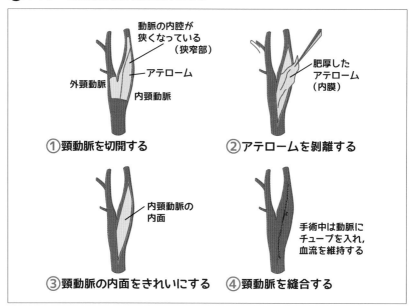

動脈の内腔が
狭くなっている
（狭窄部）

アテローム

外頸動脈

内頸動脈

①頸動脈を切開する

肥厚した
アテローム
（内膜）

②アテロームを剥離する

内頸動脈の
内面

③頸動脈の内面をきれいにする

手術中は動脈に
チューブを入れ，
血流を維持する

④頸動脈を縫合する

図4-1-9　頸動脈ステント留置術（CAS）

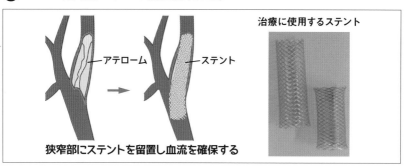

治療に使用するステント

アテローム　　　ステント

狭窄部にステントを留置し血流を確保する

2）内科治療

　脳梗塞の内科治療ではさまざまな薬剤があります．一見同じように思われる薬ですが，脳梗塞の病態によって使い分けされています．看護師が知っておくべき薬剤についてみていきましょう．

①静脈血栓溶解（rt-PA）療法

　組織プラスミノーゲンアクチベータ（rt-PA，アルテプラーゼ）を静脈内へ投与し，血栓を溶解し，血流を確保する治療です．この治療はいくつか注意しなければならない点があります．まずは治療開始が発症から4.5時間以内という点です．発症時間は最終健常時間になります．**最終健常時間**とは患者が最後元気だった時間であり，患者を見つけた時間ではないことに注意が必要です．そのほかにもさまざまなチェック項目があり（**図4-1-10**），指針に沿って治療の適応を判断していく必要があります．

　特に薬の使用後，頭蓋内出血のリスクが高くなり，生命の危機的状況へと移行することがあるため，使用後の全身管理は重要になります．

図4-1-10　アルテプラーゼ投与のチェックポイント（日本脳卒中学会脳卒中ガイドライン委員会・編：脳卒中治療ガイドライン 2021. 協和企画, 2021 を参考に作成）

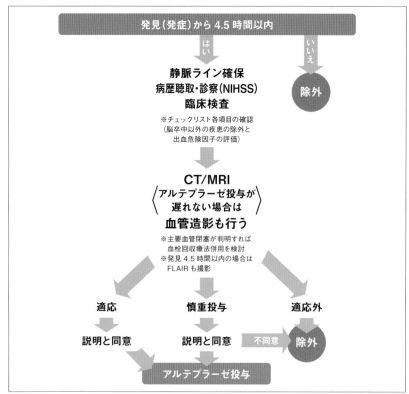

②抗血小板薬

　抗血小板薬は血小板の働きを抑制することで，血をかたまりにくくする薬剤です．ラクナ梗塞やアテローム血栓性脳梗塞における穿通枝や動脈硬化での白色血栓*²の生成を予防します．

　抗血小板薬といっても，個々の薬剤はそれぞれ作用が異なっているため，1剤投与（SAPT，抗血小板薬単独療法）で効果が不十分な場合は，2剤併用投与（DAPT，抗血小板薬2剤併用療法）することがあります．ただし，アスピリンとクロピドグレル硫酸塩での2剤併用では出血のリスクが増大するため，シロスタゾールを含む2剤併用が妥当とされています．

*2 白色血栓：血流が速い動脈内にできる動脈血栓は，血小板が多く含まれ白く見えることから，この名がある．

③抗凝固薬

　抗凝固薬は血栓が生成することを防止することで血栓で血管が詰まることを予防します．一見すると抗血小板薬と似ていますが，作用が異なります．抗凝固薬は赤色血栓（フィブリン血栓）の生成を予防します．心房細動をもっている患者ではよく使われる薬剤です．

　抗凝固薬には大きく分けて2種類あります．1つはワルファリンカリウム，もう一つはDOAC（direct oral anticoagulants，直接経口抗凝固薬）とよばれる比較的新しい薬剤です．DOACは腎機能などいくつか注意する点がありますが，心房細動患者ではワルファリンカリウムよりも推奨されています．以前よりも薬の選択肢が増えたことで，患者には大きなメリットとなる一方でデメリットもあり，対象による適切な使い分けについて理解しておく必要があります（表4-1-4）．

表4-1-4　各抗凝固薬の特徴

	ダビガトランエテキシラートメタンスルホン酸塩	リバーロキサバン	アピキサバン	エドキサバントシル酸塩水和物	ワルファリンカリウム
阻害対象	トロンビン	第Xa因子	第Xa因子	第Xa因子	ビタミンK依存性凝固因子
半減期	12〜14時間	5〜13時間	8〜15時間	10〜14時間	40時間
最高血中濃度到達時間	0.5〜2時間	0.5〜4時間	1〜4時間	1〜3時間	4〜5日間
腎排泄	80%	36%	27%	50%	なし
内服回数	2回/日	1回/日	2回/日	1回/日	1回/日
採血によるモニタリング	×	×	×	×	○
中和薬	イダルシズマブ（プリズマインド®）				・ビタミンK ・乾燥濃縮人プロトロンビン複合体（ケイセントラ®）

体重100kg以下，以上で用量変化
PT-INR 2-<4，4-6，>6で用量変化
高価，薬局管理

4時間で100%中和
1バイアル2.5ｇ/50mLを2バイアル
1バイアルにつき5〜10分で点滴静脈注射，投与後12時間効果が持続

ヘパリンの半減期は1〜2時間：拮抗薬はプロタミン硫酸塩

2. 血圧管理

　脳血流を維持するためには血圧は重要な因子です．血圧が下降すれば脳血流は低下します．場合によっては脳にとって致命的な状況になる可能性があります．脳には血圧に左右されず脳血流を一定に維持しようとする脳循環自動調節能（autoregulation；オートレギュレーション）が備わっており（第3章117頁「1．脳血流の自動調節能」参照），平均血圧（平均動脈圧）が 60〜160mmHg の範囲であれば，一定に脳血流が保たれるとされています（**図4-1-11**）．

1）高血圧の場合
・・
　脳梗塞急性期では比較的高血圧であることが多いです．ただし，さまざまなガイドライン上でも質の高いエビデンスは証明されていません．現在は収縮期血圧 220mmHg 以上または拡張期血圧 120mmHg 以上である場合では，慎重に降圧を行うことを考慮して

もよいとされています．しかし，脳血流を低下させるリスクが高いことから，積極的な降圧は推奨されていません．

図4-1-11　脳血流と血圧

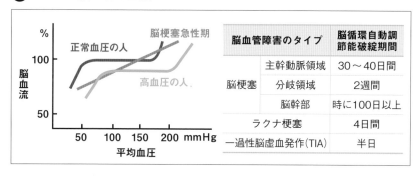

脳血管障害のタイプ		脳循環自動調節能破綻期間
脳梗塞	主幹動脈領域	30〜40日間
	分岐領域	2週間
	脳幹部	時に100日以上
ラクナ梗塞		4日間
一過性脳虚血発作(TIA)		半日

2）低血圧の場合

　高血圧とは逆に低血圧は死亡リスクが高くなるため，輸液負荷や昇圧薬などを使用し，すみやかに血圧の是正を図ることが推奨されています．

3．脳浮腫への対応

　広範囲の脳梗塞や脳出血を起こすと，脳実質は脳浮腫を起こします．浮腫が強くなると，脳ヘルニアという状態になり，生命の危機的状況に陥ります（第2章73頁「2．脳ヘルニア」参照）．

1）開頭減圧術

　マンニトールや高張グリセオールなどの頭蓋内圧降下薬でも浮腫が改善されない場合，頭蓋内圧降下を目的として，頭蓋骨を外す開頭減圧術（外減圧術）や脳実質を切除する内減圧術が施行されます（表4-1-5，図4-1-12）．特に中大脳動脈間流域を含む一側大脳半球梗塞のうち，進行する脳浮腫によって死の転機をきたす悪性中大脳動脈梗塞では，減圧術の有効性が報告されています（図4-1-13，4-1-14）．

表4-1-5　開頭減圧術の適応(脳卒中合同ガイドライン委員会：脳卒中治療ガイドライン 2021. 協和企画, p157, 2021より改変引用)

Ⅰ.中大脳動脈灌流域を含む一側大脳半球梗塞において	
1	年齢が18〜60歳(60歳以上でも適応に当てはまる症例では適応)
2	NIHSS スコアが15を超える
3	CT検査で中大脳動脈梗塞の範囲が50％を超える
4	拡散強調MRI画像(DWI)で脳梗塞の範囲が145cm^{3}以上
5	発症48時間以内
Ⅱ.小脳梗塞において，脳幹部圧迫による昏睡に至っている症例	

図4-1-12　右脳梗塞(中大脳動脈閉塞)で開頭減圧術が適応となった症例の脳画像

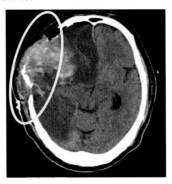

図4-1-13
心原性脳塞栓症の治療

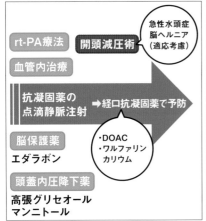

図4-1-14
アテローム血栓性脳梗塞の治療

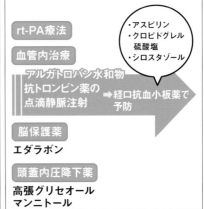

2）看護のポイント

次のような点を注意します.

・意識状態の変化を観察します.

・減圧部の腫脹の増減（急性期で浮腫が強い場合は減圧部が張っているが，浮腫が軽減すると陥没してくる）を観察します．通常 1 か月程度で浮腫が軽減したタイミングで人工骨を使い，頭蓋形成術を行います.

・減圧部は骨がないため，圧力がかからないようにします（ドーナッツ型ジェルパッドなどを使用する，減圧部を下にしないなど注意が必要です).

参考文献

・日本脳卒中学会脳卒中ガイドライン委員会・編：脳卒中治療ガイドライン 2021. 協和企画，pp189-361，2021

・Khatri. P, et al.：Effect of alteplase vs aspirin on functional outcome for patients with acute ischemic stroke and minor nondisabling neurologic deficits：the PRISMS Randomized Clinical Trial. JAMA 10：156-166，2018

・橋本洋一郎，伊藤康幸：潜因性脳卒中の診断手順. 脳卒中 38：434-441，2016

・石蔵礼一・監：一目でわかる！脳の MRI 正常解剖と機能. 学研メディカル秀潤社，pp61-63，2015

・荒木信夫，高木　誠，厚東篤生：脳卒中ビジュアルテキスト　第 4 版. 医学書院，pp92-138，2015

脳出血

脳実質内の出血のことを脳出血といい，出血した血液が溜まった血腫が脳組織を圧迫することで，さまざまな局所神経症状および頭蓋内圧亢進症状を示します[1]．脳出血という同じ診断名であっても，脳出血の患者は病態により症状が違いますから，脳の局在性や脳出血の病態などの学習を深めることは，看護実践にとって，とても重要です．

❶ 脳出血の好発部位

まずは，脳出血の好発部位について**図4-2-1**に示します．高血圧が原因で脳内動脈の壊死が起こり，血管が破綻する高血圧性脳出血が大部分を占めます．破綻する脳血管によって血腫の部位が決まり，血腫の部位と大きさによってさまざまな巣症状[*1]（局所症状）がみられます．

*1 巣症状：脳の一部が障害されて現れる症状のこと，障害された脳の局部の機能が亢進したり，
　低下したりする．そのため症状によって障害された脳の局部が推定されることがある．

図4-2-1　脳出血の好発部位

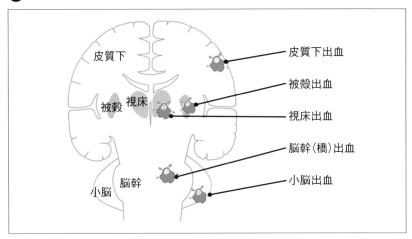

❷脳出血の治療

　脳出血は，その出血が持続したり，再出血の危険性があるため，まず止血を完成させる必要があります．「脳卒中治療ガイドライン2021」[2)]では，高血圧性脳出血急性期における血圧高値をできるだけ早期に収縮期血圧140mmHg未満へ降圧し，7日間維持することが妥当とされています．また，その下限を110mmHg超に維持することを考慮してもよいとされています．

　次に，脳浮腫・頭蓋内圧亢進の管理として，脳浮腫および脳代謝の改善を目的に，高張グリセオールの静脈内投与を，高血圧性脳出血急性期に行うことが勧められています．また，頭蓋内圧亢進に対して頭部上半身を30°挙上することも勧められています．頭部上半身を30°挙上すると，頸静脈の流出が良くなり，全身の血圧低下をきたさずに頭蓋内圧を低下させる効果があります．

　外科的治療（血腫除去術）に関しては，出血部位に関係なく，血腫量10mL未満の場合，またJCS(Japan Coma Scale)で300の場合は勧められていません．外科的治療の適応に関しては**表4-2-1**を参照してください．

　高血圧性脳出血の慢性期治療として，脳出血では血圧のコントロール不良例で再発が多いため，130/80mmHg未満を降圧目標とした治療を行います．

表4-2-1　高血圧性脳出血の手術適応

出血部位	頭部CT上の出血量の目安	神経所見
被殻出血	血腫量31mL以上	血腫による脳組織圧迫所見が高度
視床出血	血腫除去術は勧められない	
小脳出血	最大径が3cm以上	神経学的所見が増悪 血腫による脳幹の圧迫により閉鎖性水頭症をきたしている
皮質下出血	脳表からの深さが1cm以下	
脳幹出血	血腫除去術は勧められない	

❸脳出血のさまざまな症状

1.出血部位による症状

　脳には，機能局在があるため，出現する症状は出血部位および障害された範囲に大きく影響を受けます（**表**4-2-2）．脳出血は原則，無症候になりません[3]．

　皮質下出血では，頭痛やてんかん発作のほかに，出血部位によってさまざまな症状が出現します（**表**4-2-3）．

表4-2-2　脳出血の出血部位と巣症状

出血部位	意識障害	麻痺	瞳孔	共同偏視	半盲	嘔吐	けいれん
被殻	なし～軽度	片麻痺 麻痺側の感覚障害 失語あり（優位半球障害）	正常	病側へ向く	同名性半盲	時にあり	あり
視床	軽度～重度	片麻痺 麻痺側の感覚障害	縮瞳 瞳孔不同 対光反射消失	内下方へ向く	あり	時にあり	なし
脳幹（橋）	重度	四肢麻痺 除脳硬直	縮瞳 対光反射あり	なし 眼球の正中位固定	なし	あり	なし
小脳	なし 回転性めまい	なし	縮瞳 瞳孔不同 対光反射あり	健側へ向く	なし	著明	なし

表4-2-3　皮質下出血の出血部位と症状

	出血部位			
	前頭葉	頭頂葉	側頭葉	後頭葉
皮質下症状	片麻痺 運動失語	麻痺側の感覚障害 ゲルストマン症候群 失読・失書・失行 半側空間無視 病態失認	視野障害 感覚失語	視野障害

2．共同偏視について

　脳出血における眼症状により，出血部位の推定ができます．ここでは共同偏視について詳しく述べます．

1）眼球の共同運動における神経伝達

　眼が右を向いている場合，指令を出しているのは左の前頭眼野（ブロードマン8野）で，実行しているのは左の動眼神経（Ⅲ）内直筋による内転，右の外転神経（Ⅵ）外直筋による外転です（**図**4-2-2）．

　前頭眼野から出た右を見る方向の指示は，PPRF（傍正中橋網様体；水平注視機構の中枢）に送られ，PPRFから外転神経核と左動眼神経核に伝達され，内直筋と外直筋により眼球が右に外転します（**図**4-2-3）．

図4-2-2　**右を向く眼球の共同運動**

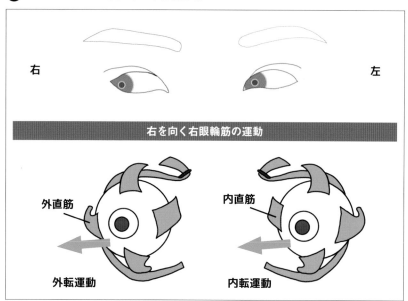

図4-2-3 水平注視の経路(神経伝達の流れ)(Wilson-Pauwels, L, 他・編：
ビジュアルテキスト脳神経. 高倉公明・監訳, 齋藤 勇, 寺本 明・訳, 医学書院,
2004, pp236-237を参考に作成)

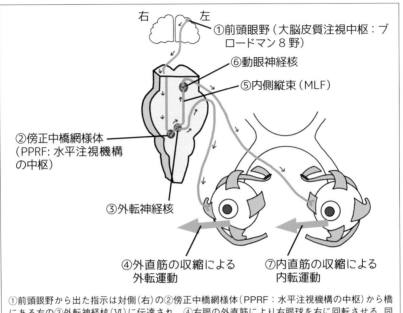

右　左
①前頭眼野(大脳皮質注視中枢：ブ
　ロードマン8野)
⑥動眼神経核
⑤内側縦束(MLF)
②傍正中橋網様体
(PPRF：水平注視機構
の中枢)
③外転神経核
④外直筋の収縮による
　外転運動
⑦内直筋の収縮による
　内転運動

①前頭眼野から出た指示は対側(右)の②傍正中橋網様体(PPRF：水平注視機構の中枢)から橋
にある右の③外転神経核(Ⅵ)に伝達され，④右眼の外直筋により右眼球を右に回転させる. 同
時に，右外転神経核から垂直注視中枢である⑤内側縦束(MLF)を上行し，中脳にある⑥左動
眼神経核に刺激が伝達され，左眼の⑦内直筋により左眼球を右に回転させる.

2)共同偏視のメカニズム

　共同偏視とは両眼が同じ方向(病側，健側，鼻先)に偏って位置する
状態のことです. 左右への共同偏視は，被殻出血で多くみられます.

　被殻出血では，注視中枢からの制御が出血により障害されるため，
病巣の対側にあるPPRFが機能しなくなり，病巣の対側へ眼球を偏位
させることができなくなります. その結果，もう一方のPPRFが優位
になり病側を向く共同偏視となります[4]. 例えるなら，同じ力の2人
が綱引きをしている最中に，片方の人が手を離してしまい，反対側の
人が後ろに尻餅をつくイメージです. 尻餅の結果として，眼球が病側
を向く運動となります(**図4-2-4**).

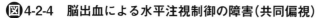

図4-2-4 脳出血による水平注視制御の障害（共同偏視）

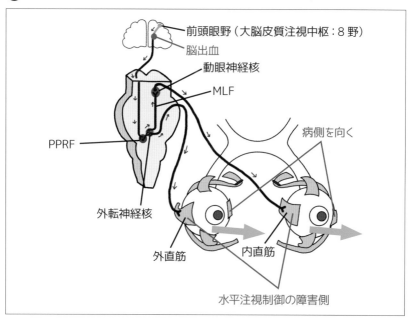

　視床出血では出血による二次性の浮腫により中脳の上丘（垂直方向への両眼の共同運動の中枢）が障害されることによって上方注視麻痺が起こり，鼻先を凝視する偏視が見られることがあります．

　脳幹出血では，両側のPPRF，上丘が障害されることにより，正中位固定となることがあります．

　同じ脳出血でも，出血部位によって症状が違うので，共同偏視を理解することでアセスメントの手助けとなり，緊急度の判断にもつながります．

❹看護のポイント

1. 予測される症状や問題が生じていないか観察する

　疾患の特徴に応じて，予測される症状や問題が生じていないかを観察することが大事です．脳出血の病態を理解しておくことで，患者の

神経徴候について積極的に観察でき，患者の障害を評価しながら早期のリハビリテーションにつなげていくことができます．

　しかし，注意してほしいのは，超急性期は血圧管理が重要であり，予測した観察をするために患者に負担となること（循環動態に負担となること）はしないということを念頭におきます．また患者が来棟したら，バイタルサインやNIHSSスコア（第2章48頁「3.NIHSSと脳の12神経による評価の使い分け」参照）や症状の有無を観察しますが，予測した症状が出現していない場合もあることを覚えておきます．

2．CT画像の確認

　筆者が，急性期病棟勤務だったときは，救急外来から脳出血の患者が入院するとなれば，まず頭部CT検査で出血部位とその大きさ，周囲の脳組織への影響の程度を確認していました．頭部CT検査で脳ヘルニアなどが出現する可能性が予測できれば（第1章32頁「4　脳疾患の症状と脳スライスレベルの見かた」参照），頭蓋内圧亢進症状（第3章114頁「1　頭蓋内圧（ICP）の管理」参照）に注意しながら，頻繁に観察ができる病室と緊急手術の準備などを行います．

　また，患者の年齢も確認し，高齢であればCT画像で海馬の萎縮の程度なども確認するとケアにつながります．

3．全身症状の観察と対応

・入院によって患者に起こる急激な生活環境の変化に伴うせん妄の出現の可能性や認知機能障害の有無なども観察し，治療に必要な環境を調整します（第3章129頁「3.3　脳神経と痛み・せん妄・不穏」参照）．
・麻痺や共同偏視，空間の認知機能障害があれば，ベッドの向きなども考慮します．
・意識障害がある場合は，自覚症状の表出が確認しにくいことが予想されます．急性期を脱したあと，入院生活を通して観察します．
・血圧管理に関して，脳出血の急性期における血圧高値をできるだけ

早期に収縮期血圧140mmHg未満へ降圧し，その下限を 110mmHg
超に維持します[2]（第3章118頁「2．急性期の血圧管理」参照）．

・頭蓋内圧亢進を予防するため，患者の希望も確認しながらベッドで
上半身を30°挙上しファーラー位とします．しかし，脱水症例や頸
静脈的降圧薬療法中の症例では，過度の血圧低下にならないように
注意が必要です[2]．

コラム　わかったつもりの脳出血

脳神経系の病棟に勤務していると，脳出血を発症した患者に出会うことが少なく
ありません．筆者は20歳代の頃（このように自分の20歳代を語る日がきたのか
と思うとしみじみとしますが），脳出血は頭の中で血管が爆発したと思っていまし
たし，脳出血の患者と出会った際「なぜ脳出血という同じ診断名なのに，症状が
患者によって違うのだろう」と疑問を抱いていました．看護師の先輩からは，な
にはともあれ，医師の指示を間違わずに実施することが大切だと教育を受けまし
た．さらに学生のときは，ウェルニッケ野とブローカ野を学習しわかったような
気になっていました．当時は，脳の機能局在やSCUでケアをするような専門的
な知識が病棟で求められることがなかったため，これでいいのだと信じてもいま
した．筆者の勉強嫌いもあって，それ以上知ろうとしていませんでした．
しかし，脳卒中リハビリテーション看護認定看護師の教育課程を通して，脳の機
能局在や解剖生理，脳卒中の病態などの学習を深めていくことで，これらの知識
が看護実践にとても役に立つことを知りました．

引用・参考文献

1) 医療情報科学研究所・編：病気がみえる vol.7　脳・神経　第2版. メディックメディア，
pp110-123，2017
2) 日本脳卒中学会脳卒中合同ガイドライン委員会・編：脳卒中治療ガイドライン2021. 協和企画，
pp116-148，2021
3) 梗間　剛：コメディカルのための邪道な脳画像診断養成講座. 三輪書店，pp22-25，2016
4) 医療情報科学研究所・編：前掲書，pp112-117，2017

クモ膜下出血 —急性期治療の現状と看護のポイント

クモ膜下出血は脳動脈瘤破裂によって発症する死亡率の高い疾患です. ここでは, クモ膜下出血の急性期治療と現状および看護のポイントについて, 読者の看護のレベルアップに貢献できるように説明します.

❶ 病態

1. 動脈瘤の好発部位

脳主幹動脈 (**図4-3-1**) と脳動脈瘤の好発部位 (**図4-3-2**) を示します.

図4-3-1　脳主幹動脈

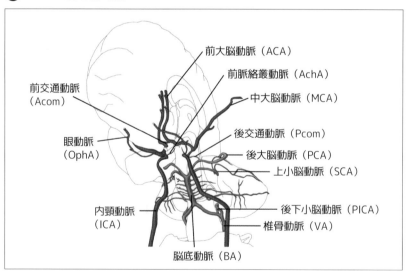

前大脳動脈 (ACA)
前脈絡叢動脈 (AchA)
前交通動脈 (Acom)
中大脳動脈 (MCA)
眼動脈 (OphA)
後交通動脈 (Pcom)
後大脳動脈 (PCA)
上小脳動脈 (SCA)
内頸動脈 (ICA)
後下小脳動脈 (PICA)
椎骨動脈 (VA)
脳底動脈 (BA)

図4-3-2　脳動脈瘤の好発部位

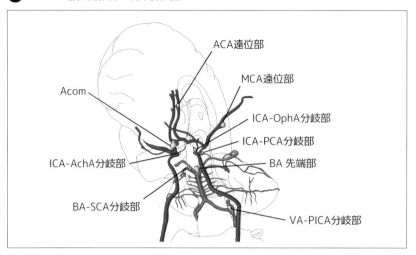

ACA遠位部
MCA遠位部
Acom
ICA-OphA分岐部
ICA-PCA分岐部
ICA-AchA分岐部
BA 先端部
BA-SCA分岐部
VA-PICA分岐部

2．画像所見

クモ膜下出血の検出には，CT検査による診断が有効です（第1章14頁「1．CT検査の特徴とポイント」参照）．CT画像では頭蓋底部脳槽に高吸収域を認めます．同時に脳内出血の有無，水頭症の有無などを観察します．発症後，数日経過している場合や軽度の出血の場合には，血腫が髄液に洗い流されて，一見正常のCT 所見であることもあります．その場合には，腰椎穿刺を行って髄液を観察し，血性またはキサントクロミー（黄色）が確認できれば，クモ膜下出血と診断できます．クモ膜下出血と診断されたら，出血源の検索のため脳血管造影を行います（第1章23頁「4．MRAの特徴とポイント」参照）．

3．重症度分類

クモ膜下出血の治療方針は発症時の重症度によって異なるため，医師が重症度を判定し，治療方針を決めます．重症度分類には Hunt and Hess 分類**（表**4-3-1），Hunt and Kosnik 分類**（表**4-3-2），世界脳神経外科連合（WFNS）による分類**（表**4-3-3）などがあり，いずれ

も国際的に活用されています[1].

表4-3-1　Hunt and Hess 分類（1968）

Grade Ⅰ	無症状か，最小限の頭痛および軽度の項部硬直をみる
Grade Ⅱ	中等度から強度の頭痛，項部硬直をみるが，脳神経麻痺以外の神経学的失調はみられない
Grade Ⅲ	傾眠状態，錯乱状態，または軽度の巣症状を示すもの
Grade Ⅳ	昏迷状態，中等度から重篤な片麻痺があり，早期除脳硬直および自律神経障害を伴うこともある
Grade Ⅴ	深昏睡状態で除脳硬直を示し，瀕死の様相を示すもの

表4-3-2　Hunt and Kosnik 分類（1974）

Grade 0	未破裂の動脈瘤
Grade Ⅰ	無症状か，最小限の頭痛および軽度の項部硬直をみる
Grade Ⅰa	急性の髄膜あるいは脳症状はみないが，固定した神経学的失調のあるもの
Grade Ⅱ	中等度から強度の頭痛，項部硬直をみるが，脳神経麻痺以外の神経学的失調はみられない
Grade Ⅲ	傾眠状態，錯乱状態，または軽度の巣症状を示すもの
Grade Ⅳ	昏迷状態で，中等度から重篤な片麻痺があり，早期除脳硬直および自律神経障害を伴うこともある
Grade Ⅴ	深昏睡状態で除脳硬直を示し，瀕死の様相を示すもの

表4-3-3　WFNS 分類（1988）

Grade	GCS スコア	主要な局所神経症状（失語あるいは片麻痺）
Ⅰ	15	なし
Ⅱ	14〜13	なし
Ⅲ	14〜13	あり
Ⅳ	12〜7	有無は不問
Ⅴ	6〜3	有無は不問

❷ クモ膜下出血の治療

　クモ膜下出血は，その原因となった脳動脈瘤の形状や患者の年齢などで外科的治療の適応が判断されることから，CT検査などの画像検査後にカテーテル検査で診断を行い，治療方針が決定されます.

　脳動脈瘤の処置が行われるまでは，意識レベルや頭痛，悪心など，

安静保持状況に応じて降圧薬，鎮静薬，筋弛緩薬を投与するなど，出血を最小限にするための内科的治療が行われます[2]．脳動脈瘤破裂によるクモ膜下出血は診断の遅れが転帰の悪化につながるため，迅速で的確な診断と専門医による治療が勧められています[3]．

1．外科的根治治療

　外科的根治治療として，手術治療があります．脳動脈瘤クリッピング術に代表される外科手術 (**図4-3-3**) と脳動脈瘤塞栓術に代表される血管内治療 (**図4-3-4**) があります．

　どちらが適しているかは脳動脈瘤の部位や形状，クモ膜下出血の重症度，患者の全身状態などによって決まります．

図4-3-3　外科手術

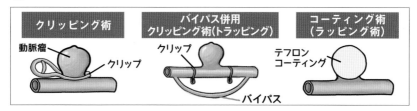

図4-3-4　血管内治療

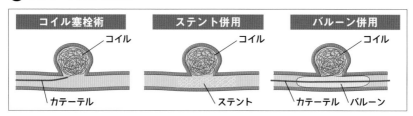

❸看護のポイント

　脳動脈瘤の再出血（破裂）は発症後 24 時間以内に起こることが多いといわれ，特に 6 時間以内が高率であると示されています[4]．初回

の出血で軽症だった患者が，再出血したときも軽く済むという保証は
なく，再出血が死に直結することもあります．そのため，再出血の危
険を高める血圧上昇を避ける必要があります．血圧上昇の原因とな
る痛みや精神的ストレスを取り除くことも非常に重要です．患者や
家族に無用な不安を与えないよう，落ち着いた態度で対応することが
重要です．

1．重症度，治療法の確認と予後予測

患者の発症時の情報を電子カルテ（診療録）から情報収集すること
で，治療法や重症度，予後について予測し効果的で効率的なケアにつ
なげます．

2．療養環境の調整

入院後，患者にとって最も重要なことは再出血をいかに予防するか
ということです．そのためには，動脈瘤にかかる圧，つまり血圧をコ
ントロールすることが重要になります．　降圧薬によるコントロール
も重要ですが，血圧を上昇させうるほかの要因をコントロールするこ
とも重要です．そのため，クモ膜下出血の患者の一報が入った場合，
医師の指示を待つだけでなく，まず患者が利用する部屋の療養環境を
表4-3-4に示すように調整します．

表4-3-4　入院時の療養環境調整

1	個室の準備
2	音や光などの刺激を最小限にする環境整備 スタッフへの注意喚起も行う
3	面会人が制限できる環境の確保
4	降圧薬や鎮静薬，筋弛緩薬の準備
5	輸液ポンプやシリンジポンプなどの輸液管理の準備
6	人工呼吸器の必要性の確認や準備
7	検査や気管挿管，緊急手術の準備

3．意識レベル・神経症状の確認

　頭部CT検査などでクモ膜下出血と判明したら，意識レベルや神経症状を簡潔に確認します（**表**4-3-5）．この時，LED などの強い光による対光反射の確認や痛み刺激は，血圧を上昇させる可能性があるため行いません．

表4-3-5　**手術前の観察項目**

1	バイタルサイン
2	意識レベル
3	頭蓋内圧亢進症状（悪心・嘔吐，うっ血乳頭）の有無
4	神経症状（運動麻痺，瞳孔不同）の有無
5	髄膜刺激症状（ケルニッヒ徴候，ブルジンスキー徴候）の有無

ケルニッヒ徴候：仰臥位の状態で足を持ち上げると，抵抗により膝を135°以上伸展できない．
ブルジンスキー徴候：仰臥位の状態で頭部を前屈させると，股関節，膝関節が自動的に屈曲する．

4．排便・排尿の管理

　排便困難による怒責に伴う頭蓋内圧亢進を避けるため，排便コントロールを行います．緩下薬を定期的に使用します．浣腸は腹圧を上昇させ，頭蓋内圧を亢進させるため禁忌です．また，膀胱内充満による頭蓋内圧亢進を避けるため，尿道留置カテーテルを留置します．

5．術後の再出血に留意する

　動脈瘤の処置後も，病変によっては血栓化するまで再出血の危険性が伴います．

　手術結果を把握したうえで目標血圧を確認し，全身の管理を厳密に行います．降圧薬，昇圧薬，鎮静薬などの薬剤が投与されることもあります．気管吸引や体位変換，検査に伴う移動などの刺激による血圧変動が予想されるため，鎮静薬や降圧薬をケアの事前に追加投与し，

瞬間的な血圧上昇を予防することもあります．これらの評価を行う
ためにも，患者の咳嗽反射やバイタルサインなどのモニタリングを継
続的に行う必要があります[5]．

6．術後合併症に注意する

　脳動脈瘤の術後合併症として，発症から4〜14日目くらいまでは脳
血管攣縮が生じやすくなります．そのため，2週間にわたるドレーン
留置と血圧管理，輸液管理，安静療法が行われます．また，脳血管攣
縮予防のために脳循環血液量を維持することが必要となり，輸液過多
傾向から，心臓や肺の合併症，ストレスや感染などのリスクが高まり
ます．重篤化回避のためには，全身状態の細かい観察と合併症の早期
発見，早期治療，廃用性障害を含めた観察とケアが重要となります．

　全身管理について**表4-3-6**にまとめましたので，一つひとつの項目
についてチェックし看護ケアを行ってください．

表4-3-6　クモ膜下出血治療後の全身管理(Cook, N.F.：Subarachnoid hae-
morrhage and vasospasm：using physiological theory to generate nursing inter-
ventions. Intensive and Critical Care Nursing 20：163-173，2004より改変)

生理学的システムと二次予防介入	根拠
心血管	
1　適切な輸液管理．	血性ナトリウム濃度を正常範囲に維持する．
2　脳梗塞または脳浮腫の観察と併せて，正しい速度で輸液を投与．また，発熱および不感蒸泄による水分の損失を補う．	ニカルジピン塩酸塩の治療を受けている重症ではない患者の血圧を正常に保つため．また，重症患者の循環血液量を増加させる．
3　ヘマトクリット値を毎日モニタリングし，適切なヘマトクリット値（30〜35%）を維持するために輸液療法を評価する．	血液希釈をすることによって脳灌流を最大にし，小径血管における赤血球凝集を回避する．
4　術前および術後のすべての患者の心臓モニタリングを行い，ST低下，陰性T波，顕著なU波，およびQT間隔の延長を観察する．	不整脈を早期に検出し，可能なかぎり早期に治療を受ける．
5　血圧をモニタリングし，急性期の再出血予防には，収縮期血圧を160mmHg未満に降圧する．遅発性脳血管攣縮の治療には，収縮期血圧を160〜180mmHg，または患者のベースライン収縮期血圧より少なくとも30mmHg高く維持するか，平均動脈圧（MAP）を105〜120mmHgに維持する．進行性の臓器不全の証拠がないかぎり，高血圧を治療しない．	循環血液量減少および低血圧を予防するため，全身の動脈圧および血管内容量を注意深くコントロールする必要がある．
6　患者の中心静脈圧を評価およびモニタリングし，またはスワンガンツカテーテルを使用して適切な肺動脈楔入圧を計算する．	患者の水分補給状態を確認する．

肺

1	患者の呼吸機能を評価する．肺水腫の徴候〔ピンクの泡沫状痰，肺の副雑音（粗い断続性副雑音），SpO$_2$値および動脈血ガスの異常を観察する．	最も早い段階で肺水腫を検出し治療を開始する．
2	動脈血ガスをモニタリングし，PaO$_2$とPaCO$_2$の状態を正常値内に維持する．	適切な脳の酸素化を図り，低PaCO$_2$(アルカローシス)による脳血管の収縮を防ぐ．

脳および代謝

1	一貫した評価方法で正確に患者を観察する．瞳孔と四肢の運動機能，バイタルサイン，GCS/JCSを評価する．神経学的な悪化は直ちに対処する．	神経学的異常の発生をより早い時期に判断する(脳血管攣縮，動脈瘤からの再出血，脳浮腫，脳梗塞)．
2	血管攣縮の指標を観察する．	脳血管攣縮の発症を早期に発見する．
3	クッシング現象(徐脈および脈圧の増大に伴う高血圧)を観察する．	頭蓋内圧亢進および水頭症の早期発見をする．
4	動脈血ガスを観察して，乳酸値の高値および代謝性アシドーシスがないか確認する．	脳の代謝状態(嫌気性解糖および代謝性アシドーシス)を測定する．
5	ファスジル塩酸塩水和物やオザグレルナトリウム，ニカルジピン塩酸塩を投与する．	脳血管攣縮および虚血を軽減する．
6	ブドウ糖の投与を回避する．	ブドウ糖を投与しないことで患者に負の影響を及ぼさないことが示されているが，投与することは，代謝性アシドーシスとなる誘因となり，脳梗塞および虚血をもたらす．
7	遅発性虚血性脳障害がないか観察する．	血管攣縮の診断を容易にする．
8	頭蓋内圧の上昇および脳灌流の低下がないか観察する．	血管攣縮の診断を容易にしつつ，脳灌流および酸素化の低下を治療する．

腎臓

1	血清浸透圧が低い場合は，尿浸透圧が低値になっていないかモニタリングする．	電解質および体液の異常を確認する．
2	少なくとも1日1回は血清電解質値をモニタリングし，血清ナトリウム値の低下がないか確認する．	中枢性塩類喪失症候群，尿崩症および抗利尿ホルモン不適合分泌症候群からの電解質障害を最も早い段階で治療する．
3	正確にIN/OUTバランスを管理し，水分を24時間で最低3Lの摂取量を確保する．	正常な血圧を確保し，脳血管の開存性を維持する．
4	正または負の水分バランスで大きな変化がないか観察する．	サードスペースの体液喪失および循環過負荷・腎機能不全および腎機能低下を評価する．

7．脳槽ドレーン，脳室ドレーンの管理

1）ドレーンの目的

　術後のドレーンは，頭蓋内の貯留液や血液を排液（以下，ドレナージ）することを通して①内部の状態を観察する，②治療として頭蓋内圧のコントロールをすることを目的として行います．

　ドレナージには，開放式と閉鎖式があり，それぞれ管理方法が異な

ります．ドレーンの管理では，挿入されるドレーンの種類・挿入場所
(図4-3-5)・目的・疾患を理解する必要があります．それぞれのドレ
ナージの目的に関しては，表4-3-7の一覧を参照してください．

図4-3-5　ドレーンの挿入場所

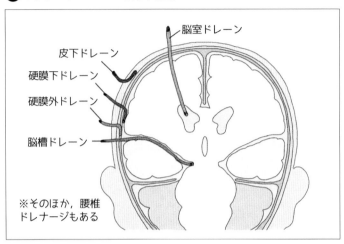

表4-3-7　ドレナージの目的一覧

ドレナージの種類	目的	疾患	開放式・閉鎖式
脳室ドレナージ	髄液排出 脳室内血腫の排出 薬剤投与	クモ膜下出血, 脳出血, 脳腫瘍に伴う水頭症, 髄膜炎など	開放式
脳槽ドレナージ	髄液排出 脳槽内血腫の排出 薬剤投与	クモ膜下出血	
腰椎ドレナージ	髄液排出	クモ膜下出血, 髄膜炎, 術中頭蓋内圧管理など	
硬膜下ドレナージ	慢性硬膜下血腫の排出 硬膜下膿瘍の排出	慢性硬膜下血腫, 硬膜下膿瘍など	閉鎖式
硬膜外ドレナージ	硬膜外血腫・貯留液の排出	開頭術後, 硬膜外膿瘍など	
皮下ドレナージ	皮下貯留液の排出	開頭術後, 皮下腫瘍など	

　脳室ドレーンや脳槽ドレーンは，脳出血やクモ膜下出血の術後，頭蓋内圧のコントロールのために頭蓋内圧が正常に保たれなくなった時に挿入します．また，クモ膜下腔に広がった血液を髄液とともに排出させるために，脳槽ドレーンを頭蓋底部に留置します．脳室ドレーンに比べて拍動が弱く閉塞しやすいため，頻繁な観察が必要です．

2）髄液管理の基礎知識

　ドレーン管理中は，設定圧や性状の観察とドレーンからの血性髄液排出や髄液管理などの治療が適切に行えているか注意が必要です．ここでは髄液管理を行うための基礎知識を振り返ります．血性髄液排出や髄液管理を行う際の排液量を考察するのに必要な知識を述べます **(図4-3-6)**．

図4-3-6　髄液の基礎知識

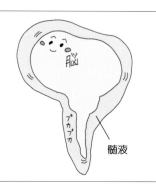

・循環している脳脊髄液量：約150mL

・1日あたりの総生産量：500mL

・1日あたりの総吸収量：500mL

・脳脊髄液は，約3回／日入れ替わる

・1時間に生産される髄液量：約21mL（500÷24）

・1時間に吸収される髄液量：約21mL（500÷24）

①排液量の管理について

　例えば，クモ膜下出血により髄液中に血液が混ざり，髄液を吸収するクモ膜顆粒が血球によって詰まり，頭蓋内圧が高い状態になっているとします．その場合，術後のドレーンの排液量としては，ドレーンが詰まることも考慮して5～15mL/時程度の排液を目標に管理することがあります．循環している髄液量は約150mLなので **(図4-3-6)**，15mL/時以上の排液量が続く場合は，髄液の生産量より排液量が多

くなり，オーバードレナージとなってしまう可能性があります．オーバードレナージの症状として，頭痛，嘔吐，意識障害，頸部痛，眩暈などが出現します．それとは逆に排液が少ない状態が続いた場合，頭蓋内圧が上昇するため，その後の排液量が増加することもあります．また，活動により血圧が上昇すれば頭蓋内圧も上昇するため，排液量が増加することもあります．

　このように，ドレーン管理を行う際は髄液の1時間量も大切ですが，1日を通した患者の動きや髄液循環の流れを理解し，コントロールすることが重要となります．これらのことを理解したうえで，医師の指示の意図を理解し，医療チームで情報共有し管理していくことが重要です．

②ドレーン管理における髄液の正常と異常

　クモ膜下出血術後留置されたドレーンからは，血液の混ざった血性の髄液が排出されます．その後，時間の経過とともに血性の髄液はドレナージにより排出され，脳室の脈絡叢により生産された髄液により，淡血性，淡々血性，キサントクロミー(黄色)，無色・透明と徐々に薄くなります (**図4-3-7**)．キサントクロミーは，髄液中に混入した赤血球が溶血して生じるビリルビンに起因し，陳旧性の出血 (時間が経過した出血) の存在を示すものです．正常な排液の色の変化に関しては**図4-3-7**で表示します．

図4-3-7　排液の色の変化

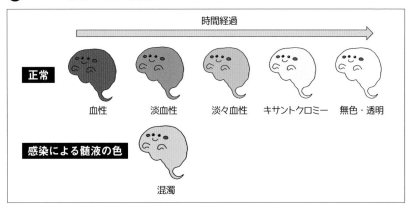

　異常の早期発見では，いったん薄くなった排液が再び血性になることがあります．その場合は，再出血を起こした可能性が考えられ，頭部CT検査などで出血を否定する必要があるため，早急に医師への報告が必要です．そのほかにも，髄液が混濁した場合は，髄液感染が疑われます．髄液感染はドレーンの長期留置や刺入部からの髄液もれなどにより生じます．髄液感染が生じた場合，髄液の白濁，浮遊物などが確認されます．

　また，身体徴候として，発熱やせん妄，炎症反応などが生じますので，全身状態の観察と医師への報告が重要です．

3）ドレーン管理時の注意点

　患者が意識障害により安静が守れない場合，ライントラブルやオーバードレナージにも注意が必要です．筆者もドレーン管理に関してはとても神経を使っていました．もし，圧の管理を間違えたら，患者がせん妄状態となり目を離した隙に自らドレーンを抜いたら，ドレーンが感染を起こしたら……など考えるだけでもぞっとします．そのため，ドレーンのルートをベッドサイドで目視できるように整理することや，心から患者に回復してほしいと願いを込めながら近く寄り添い，見守りながらケアを行っていました．

　また，そのほかにもドレーンの圧設定，閉塞，クランプの開閉手順を遵守し，フィルター汚染などのトラブルが起きないように，すべての行為を看護師2人でチェックしていました．勤務交代の際には，前の勤務の看護師のドレーンの管理を確認し，ベッドサイドで引き継ぎを行っていました．

　さらに医師やリハビリテーションセラピストと連携を図り，リハビリテーションや日常生活援助，排液量管理を行いながら，ドレーンが挿入されていても，患者のQOLが向上できるように支援することが重要です．

　ドレーンの仕組みや実際の操作手順などがありますが，実物を見ながら学びを深めたほうがわかりやすい内容もあるので，本書ではふれ

ていません．また，医師による指示の方法の違いや患者の個別性に合わせた違いもあるので，より具体的な方法に関してはそれぞれの病棟の先輩に確認しましょう．

コラム ラスボス的な存在—クモ膜下出血

「クモ膜下出血の患者が救急外来に……」という話を聞くと，病棟がざわついたものです．クモ膜下出血は脳卒中の中でもラスボス的な存在です．筆者のイメージとしては，とても恐ろしいラスボス「クモ膜下出血」に対して，勇者である医師を先頭に看護師も仲間となり，仲間である患者とその家族を救うべく立ち向かう必要があります．そのための武器は知識です．怖い，恐ろしいと言っている暇があれば，仲間を救うためにコツコツとレベルを上げるしかありません．急にレベル99になるチートアイテム（反則級な効果をもつアイテム）は現実には存在しません．とにかく自分を成長させるためには，自分の課題を具体化し，学習を楽しむといった工夫が大切だと思います．看護師は生涯，学習を続け成長し続ける必要があります．クモ膜下出血に限らずラスボス的な存在が現れ，どうしようと迷っているような状況があれば，答えはもう決まっています．一つひとつ丁寧に学び，理解し，看護実践し，その結果をさらに評価し，次につなげていくのです．それを続けていけば，知らない間に周りの人から，「あなたは頼りになる存在だ」と言ってもらえるようになるはずです．

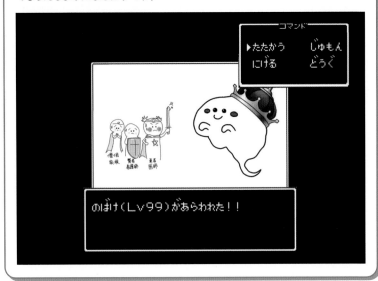

引用・参考文献

1) 日本救急学会，他・監：ISLSガイドブック2018. へるす出版，pp109-120，2019
2) 田村綾子，他・編：脳神経ナース必携 新版 脳卒中看護実践マニュアル. メディカ出版，pp49-52，2015
3) 日本脳卒中学会脳卒中合同ガイドライン委員会・編：脳卒中治療ガイドライン 2021. 協和企画，pp150-173，2021
4) 吉野篤緒・監：脳神経外科看護のポイント 282 パワーアップ∞. メディカ出版，pp100-113，2013
5) 田村綾子，他・編：前掲書，pp203-204
・小笠原邦昭・監：病態生理から考える脳神経疾患看護のポイント 200. メディカ出版，pp160-175. 2011
・石山光枝・監：今さら聞けない脳神経外科看護の疑問 Q&A. メディカ出版，pp122-128. 2011
・医療情報科学研究所：病気がみえる vol.7　第2版　脳・神経. メディックメディア，pp130-141. 2017

頭部外傷（急性硬膜外血腫・急性硬膜下血腫・慢性硬膜下血腫）

脳は頭蓋骨と脳脊髄液を含む髄膜（硬膜，クモ膜，軟膜）からなるがんじょうな構造で外からの強い力から保護されていますが，外傷によって脳や血管を含む頭部に傷害を生じることがあり，この病態を頭部外傷と総称します（**図**4-4-1, **図**4-4-2）[1]．

図4-4-1　**頭部外傷の分類**（日本外傷学会：（頭部外傷）分類2008, 2009を参考に作成）

頭蓋骨の損傷	・円蓋部骨折　線状骨折，陥没骨折 ・頭蓋底骨折
局所性脳損傷	・急性硬膜外血腫（epidural hematoma；EDH） ・急性硬膜下血腫（subdural hematoma；SDH） ・脳挫傷，脳内血腫
びまん性脳損傷	・びまん性脳損傷（狭義） ・クモ膜下出血 ・びまん性脳腫脹

	軽症	中等症	重症
	①②③を同時に満たす	①②③を同時に満たす	①②③のいずれかを満たす
脳挫傷 急性硬膜外血腫 急性硬膜下血腫 脳内血腫	①GCS 14, 15 ②脳ヘルニア徴候なし ③mass effect なし	①GCS 9〜13 ②脳ヘルニア徴候なし ③mass effect なし	①GCS 3〜8 ②脳ヘルニア徴候あり ③mass effect あり

mass effect：頭部CT検査において，血腫などにより脳組織が圧迫を受けて，脳全体がずれているように見えること（210頁、**図**4-4-5参照）．

図4-4-2　頭部外傷の出血が起きている場所
(日本脳神経外科学会，日本脳神経外傷学会・監：頭部外傷治療・管理のガイドライン第4版. 医院書院, p7, 2019を参考に作成)

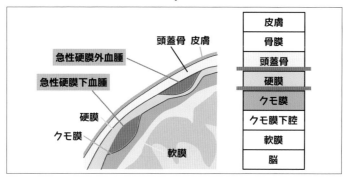

表4-4-1　頭部外傷で頭蓋内病変を合併する危険リスク(日本脳神経外科学会,日本脳神経外傷学会・監：頭部外傷治療・管理のガイドライン第4版.医学書院,p183,2019より)

①	受傷歴が不明
②	外傷後（前向性）健忘の持続（前向性健忘の持続はGCSにおけるV：4点の「混乱した会話」と判断することがある）
③	30分以上の逆向性健忘
④	頭蓋骨（陥没または頭蓋底）骨折の臨床徴候を含む鎮骨より上の外傷
⑤	激しい頭痛
⑥	嘔吐
⑦	局所神経症状
⑧	けいれん
⑨	2歳未満
⑩	60歳以上（カナダのガイドラインでは65歳以上）
⑪	凝固障害
⑫	高エネルギー事故（64km/時以上の自動車事故，車の大破・横転，運転席の30cm以上の圧縮車内からの救出に20分以上かかる，6m以上の転落，車と歩行者の事故，32km/時以上の二輪車事故）
⑬	アルコールまたは薬物中毒

❶頭部外傷の特徴

　頭部外傷では，見かけ上は損傷や出血がなくても頭蓋内に出血が起こり，意識障害など重篤な症状を引き起こし，生命に危険を及ぼすことがあります．頭蓋内出血の危険リスクは，受傷歴不明，30分以上の逆向性健忘がある，60歳以上（あるいは65歳以上）などです（**表4-4-1**）．

　頭蓋内出血による症状は，受傷直後に起こるだけでなく，数時間，数

日間経過してから起こることもあります．また，頭部以外にも受傷している可能性（臓器破裂による出血性ショック，血胸など）があります．

診断の第一選択は単純頭部CT検査です（**図4-4-3**）（**Memo❶**）．

図4-4-3　頭部外傷の単純頭部CT画像

受傷時は異常がなくても，後から症状が出てきて，悪化することがある

| 急性硬膜外血腫
（EDH） | 急性硬膜下血腫
（SDH） | 慢性硬膜下血腫
（CSDH） | 脳挫傷とクモ膜下出血
（SAH） |

Memo❶

Repeat CT

中等症・重症例の初回画像診断において，受傷から初回CT検査まで2時間以内の症例，中高年の転倒/転落例，抗血栓薬を服用する患者では，神経症状の悪化がなくてもrepeat CT検査を初回CT後4〜6時間以内に考慮してもよいとされています．また，軽症・中等症を含めて来院時の血液凝固・線溶検査データの異常等か急性増悪が予想される症例では，repeat CTをさらに早期（初回CT後3時間，あるいはそれ以内）に考慮してもよいとされています（日本脳神経外科学会，日本脳神経外傷学会・監：頭部外傷治療・管理のガイドライン 第4版．医学書院，p23，2019より）．

高齢者の頭部外傷

高齢者の頭部外傷の主な受傷機転は転倒・転落です．加齢に伴う身体能力の低下や認知症に伴う判断力の低下が危険因子と考えられています．また，脳萎縮に伴い脳の表面と外側を結ぶ架橋静脈が引っ張られるため，容易に断裂しやすくなっています．そのため，軽症であっても頭蓋内損傷のリスクが高く，加えて抗凝固療法を受けている

と，GCS15点の軽微な頭部外傷でも 25％に頭蓋内出血が起こっています[2]．脳が萎縮しているということは，硬膜下腔の拡大により圧緩衝間隙も大きくなり（出血している架橋静脈に圧がかかりにくい），出血が長引き，症状出現は遅延することが多いです．

❷局所性脳損傷の特徴

　ここでは局所性脳損傷（急性硬膜外血種，急性硬膜下血腫，慢性硬膜下血腫）について説明します．

1.急性硬膜外血腫（epidural hematoma；EDH）

　側頭部や頭頂部の頭蓋骨骨折により硬膜動脈から出血します．頭蓋骨と硬膜を剝がすように出血するため，頭部CT検査では凸レンズ型の血腫（高吸収域）を認めます（図4-4-4）（Memo❷）．

図4-4-4　EDHの脳画像と症状

頭部CT	症状
凸レンズ型の血腫	・数十分から数時間の意識清明期（Memo❸）を経て，血腫の増大により脳が圧迫され急激な意識レベルの低下や麻痺などが起こる． ・頭蓋内合併損傷がない場合は，比較的良好な転帰となる可能性が高い． ・脳ヘルニアの状態まで進行すると，生命の危険がある．

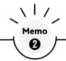

Memo
❷

急性硬膜外血腫はなぜ凸レンズ型なの？

頭蓋骨は複数の骨が組み合わさってできていて，そのつなぎ目を縫合線といいます．硬膜外の血腫は縫合線を超えることはできません．そのため頭蓋骨の内側（＝脳）に向かって広がっていき，血腫はCT画像上には凸レンズ型になります．

意識清明期（lucid interval）

受傷直後に一時的に意識がはっきりとしている時期のこと．血腫は硬膜越しに脳を圧迫します．受傷直後は血腫が小さく，脳への圧迫も軽度のため意識障害は軽度であり，すぐに回復します．しかし数時間後，血腫が増大し脳を圧迫することで，意識レベルの低下や運動麻痺などの症状が出現し悪化します．

2．急性硬膜下血腫（subdural hematoma；SDH）

　脳表にある動脈や硬膜とクモ膜の間にある架橋静脈から出血をします．そのため，脳挫傷を合併している可能性が高く，脳浮腫や頭蓋内圧亢進症状，脳循環・代謝の障害を認めることもあり，全身状態の管理が重要となります．

　脳と硬膜との間に出血し，脳の表面を広がっていくため，頭部CT検査では三日月型の血腫（高吸収域）を認めます（**図4-4-5**）．

図4-4-5　SDHの脳画像と症状

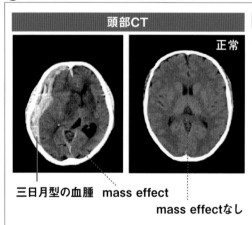

頭部CT	症状

・受傷直後より意識障害がみられる．
　※意識清明期がみられる場合もあるため，慎重な観察が必要．
・血腫増大が急速であり，短時間で脳を圧迫するため，意識レベルの低下や麻痺の進行も速い．
・血腫量が多い場合は，手術を行っても高次脳機能障害や運動麻痺など重い後遺症が残ることが多い．

三日月型の血腫　mass effect

mass effectなし

3．慢性硬膜下血腫（chronic subdural hematoma；CSDH）

　軽度の頭部外傷などにより，硬膜とクモ膜の間の小静脈から微小な出血が起こり，被膜を伴う血腫を形成します．ゆっくりと出血するため，経時的に血腫が増大し，受傷から３週間以降（多くは２～３か月程度）に徐々に症状が現れてきます．男性高齢者に多くみられますが，比較的若い人や頭を打った記憶のない人にみられることもあります．頭部CT検査では，急性硬膜下血腫と同様に三日月型の血腫（低～高吸収域）を認めます（**図4-4-6**）．

図 4-4-6　CSDHの脳画像と症状

頭部CT	症状
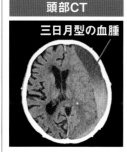 三日月型の血腫	・頭痛，片側の手足の麻痺，認知障害，言葉が出にくい，などがみられる． ・長時間放置すると高度意識障害を認める． ・症状としては脳卒中や認知症の症状と似ている（Memo❹）．

Memo
❹

慢性硬膜下血腫は脳卒中や認知症の症状と似ている

【症例1】７０歳，意識障害と麻痺を認め，脳卒中を疑い頭部CT検査をしたところ，両側の慢性硬膜下血腫で血腫量も多量だった．

【症例2】８０歳，１か月前に滑って転倒．そのときは頭部CT検査で問題なし．最近になって頭痛や物忘れ，つまずくことが多くなったため，認知症かと思って受診すると，慢性硬膜下血腫だった．

❸ 局所性脳損傷の治療

1. 急性硬膜外血種（EDH）の治療

・血腫の大きさや症状の程度により，緊急に開頭血腫除去術や止血術を行います．

・症状が軽い場合は，脳圧降下薬の点滴静脈注射などで入院経過観察します．

・保存的治療となっても約43％は血腫の増大があり，最初の頭部CT検査から約5時間で確認されます．

2. 急性硬膜下血種（SDH）の治療

・血腫の大きさや症状の程度により，緊急に開頭血腫除去術や止血術を行います（表4-4-2）．

表4-4-2 急性硬膜下血腫の手術適応基準（日本脳神経外科学会，日本脳神経外傷学会・監：頭部外傷治療・管理のガイドライン　第4版. 医学書院, p109, 2019より引用）

手術適応	①血腫の厚さが1cm以上の場合，意識障害を呈し正中偏位が5mm以上ある場合 ②明らかなmass effectがあるもの，血腫による神経症状を呈する場合 ③当初意識レベルが良くても神経症状が急速に進行する場合 ④脳幹機能が完全に停止し長時間経過したものは，通常行うことは勧められない
手術時期	可及的すみやかに行うことが勧められる
手術方法	①大開頭による血腫除去術が勧められる ②局所麻酔下に穿頭・小開頭を考慮してもよい ③切迫している場合は先に緊急穿頭術を考慮してもよい ④頭蓋内圧亢進が予想されるときに外減圧術を考慮してもよい

3. 慢性硬膜下血種（CSDH）の治療

・神経症状を認める場合は，穿頭ドレナージ術による血腫除去術が行われます．

・血腫が少量であったり，無症状の場合は漢方薬などで経過観察します．

・一般的に再発率は 10～20％といわれています．

❹看護のポイント

- 救急室搬入時から迅速で的確な観察と判断が求められます．頭部以外にも受傷している可能性があるため，全身状態を観察します（**図4-4-7**）．
- 異常の早期発見・早期治療が患者の予後を左右するため，処置待機中や検査前後にも意識レベル・神経症状を確認するなど，細やかな状態把握に努めます．
- 頭蓋内出血の症状は，数時間，数日してから起こることもあるため，受傷直後に症状がなくても経時変化に注意します．

図4-4-7　頭部外傷の観察項目（日本脳神経外科学会，日本脳神経外傷学会・監：頭部外傷治療・管理のガイドライン　第4版．医学書院，p7, 2019を参考に作成）

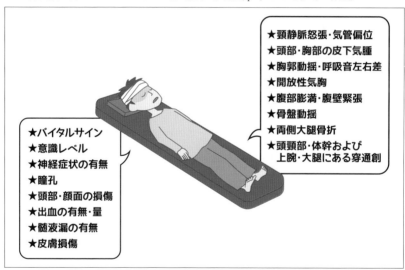

★頸静脈怒張・気管偏位
★頭部・胸部の皮下気腫
★胸郭動揺・呼吸音左右差
★開放性気胸
★腹部膨満・腹壁緊張
★骨盤動揺
★両側大腿骨折
★頭頸部・体幹および上腕・大腿にある穿通創

★バイタルサイン
★意識レベル
★神経症状の有無
★瞳孔
★頭部・顔面の損傷
★出血の有無・量
★髄液漏の有無
★皮膚損傷

引用・参考文献

1）日本脳神経外科学会，日本脳神経外傷学会・監：頭部外傷治療・管理のガイドライン　第4版．医学書院，pp105-107, 2019
2）日本脳神経外科学会，日本脳神経外傷学会・監：頭部外傷治療・管理のガイドライン　第4版．医学書院，p174, 2019
・波多野武人：まるごと図解ケアにつながる脳の見かた．照林社，pp76-89, 2016
・厚東篤生，荒木信夫，高木　誠：脳卒中ビジュアルテキスト　第3版．医学書院，pp160-163, 2008

急性期から回復期までの
リハビリテーションの実際

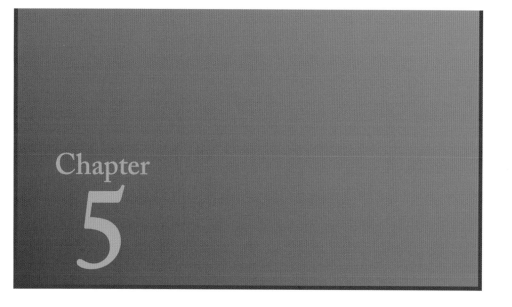

リハビリテーションが患者の予後を左右する

リハビリテーションとは「re→再び」と「habilitation→ラテン語のhabilis適する・能力がある」という言葉を合わせて作られたものといわれています．リハビリテーションは障害をもった人への自立の支援と生活の質の向上，つまり「生活の再構築」を行うものです．

脳卒中の急性期において，一昔前は安静臥床が一つのルールのようになっていた時代がありましたが，安静臥床を強いられることでの患者の不利益がだんだんと解明されることによって，現在では早期離床という考え方が浸透してきました．

ここでは脳卒中におけるリハビリテーションの意義を述べていきます．

❶脳卒中におけるリハビリテーションの目的

脳卒中の患者は運動機能障害や高次脳機能障害など，生活に支障をきたすさまざまな障害をもっています．それらの障害はリハビリテーションをしなければ回復しません．看護師は日々の患者とのかかわりの中でリハビリテーションの重要性を実感しているはずです．ではなぜ，脳卒中の患者はリハビリテーションを行うことで機能が回復するのでしょうか．

それは「**脳の可塑性**」といわれる脳の働きが鍵となっています．脳は障害を受けても，手足やさまざまな感覚器に刺激を与えることで，損傷以外の正常な脳が，傷害された脳の働きを補っていくことがわかっています．そして損傷を受けた脳細胞を再生するすべは，この「脳の可塑性」を利用したリハビリテーション以外有効なものは見つけられていません．

❷臥床がもたらす弊害

　脳卒中の急性期では，意識障害が強く，循環・呼吸が不安定なため医療機器が装着され，安静を強いられることが往々にしてみられます．臥床は廃用症候群とよばれる筋萎縮・筋力低下・関節拘縮を生じることが知られています．実際は，それ以外にもさまざまな合併症が起こることがわかっています．長期臥床では深部静脈血栓症，誤嚥性肺炎，褥瘡，せん妄などのリスクが高くなります．また，それ以外に消化器・内分泌系，泌尿器系にも影響を及ぼすこともわかっています．さらにはICU・HCU・SCUなどの集中治療下で過ごした患者は，PICS（post intensive care syndrome，集中治療後症候群）といわれる重症疾患後の身体・認知・メンタルヘルス障害を起こすことが知られています（Memo❶）．

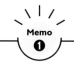

PICSとは

医療水準の向上により現在は重症患者が亡くなることなくICUをはじめとした重症患者用ユニットを退室していくことが増えています．しかし，ICUを退室した後の患者に身体・認知・メンタルヘルスの面で低下がみられることが近年わかりました．それがPICSとよばれる障害です．PICSの特徴は呼吸機能障害や神経・筋障害のほかに，記憶や認知機能障害，さらには心的外傷後ストレス症候群（post-traumatic stress disorder；PTSD）などのメンタルヘルス障害が，原疾患発症後にあらためて発症・悪化することです．さらには家族にも同様の障害が出ることも多くPICS-F（family）といわれています．

❸リハビリテーションを開始する時期

　脳卒中急性期患者のリハビリテーションはいつから始めるべきなのでしょうか．

その一つの提言として『脳卒中治療ガイドライン 2021』（日本脳卒中学会，2021）では，患者にリハビリテーションが可能なら，発症後24〜48時間以内に開始されることの有効性が示されました．ただし，意識障害が強く循環・呼吸・代謝などが不安定である場合は，リハビリテーションを行うことで逆に死亡率が上がることも指摘されており，安全性を判断したうえでのリハビリテーションが重要となります．そのため病態に合わせてリハビリテーションの計画を立て実施していきます．

「脳の可塑性」を最大限に高めるためには，訓練室でのリハビリテーションはもちろん，日々の入院生活の中でもリハビリテーションを継続していくことが重要であり，これが脳卒中患者のリハビリテーションの鍵となります．

❹入院から退院後まで―リハビリテーションの継続

重要なのは急性期のリハビリテーションだけではありません．急性期リハビリテーションはおおむね1〜2週間の期間を示します．その後は亜急性期を経て回復期となります．回復期リハビリテーションは急性期を脱し，比較的身体症状が安定し，機能回復が著しい状態を示します．回復期リハビリテーションでは，**表**5-1-1のことが期待されています．

表5-1-1　回復期リハビリテーションで期待されること

- ・急性期の身体状況を安定させたうえで合併症を予防し，機能回復，ＡＤＬの拡大，在宅復帰を目指す
- ・多職種（医師，看護師，リハビリテーションセラピスト，臨床工学技士，介護職，医療ソーシャルワーカー，管理栄養士，薬剤師，歯科衛生士など）によるチーム医療の実施
- ・急性期から早期にリハビリテーションを開始し，機能回復を目指す
- ・急性期から回復期へのシームレスな情報提供とリハビリテーションの継続

回復期リハビリテーションから在宅へ移行した期間（生活期）であっても，社会活動の中でQOLの拡大は重要となるため，在宅にお

いてもリハビリテーションは継続されます．つまり入院から退院後まで，すべての病期でリハビリテーションは継続されることになります．

図**5-1-1** リハビリテーションの流れ

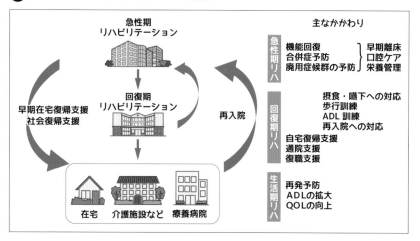

参考文献

・酒井郁子，金城利雄・編：リハビリテーション看護―障害をもつ人の可能性とともに歩む 改訂第2版．南江堂，pp27-152，2015
・荒木信夫，高木誠，厚東篤生：脳卒中ビジュアルテキスト 第4版．医学書院，pp238-250，2015
・高橋ひとみ・編：苦手から一歩抜け出す！ICUでの脳神経看護―脳の解剖生理・疾患を知って的確なケアをするために．総合医学社，pp396-402，2014
・卯野木健・編：もっとも新しい重症患者の早期離床の考えかた―鎮静管理とリハビリテーション．学研メディカル秀潤社，pp11-41，2013
・日本脳卒中学会脳卒中ガイドライン委員会・編：脳卒中治療ガイドライン2021．協和企画，pp86-99，pp189-361，2021
・森田明夫・編：ナーシングケアQ＆A 31 これだけは知っておきたい脳神経ナーシングQ＆A．総合医学社，p201，2009

脳神経疾患患者の看護ケアと
リハビリテーションのポイント

❶リハビリテーション治療の流れ

　脳卒中のリハビリテーションは急性期，回復期，生活期に分けられます．

　急性期は発症直後から廃用症候群の予防と早期からの運動学習によるセルフケアの早期自立を最大の目標とします．

　回復期もできるだけ早期に最大の機能回復をめざして行われます．

　生活期では，獲得した機能をできるだけ長期に維持するために実施されます[1]．

❷看護ケアとリハビリテーションのポイント

1．「脳の可塑性」とは「シナプスの可塑性」である

　神経細胞と神経細胞の接合部のことをシナプスといいます（**Memo** ❶，**図5-2-1**）．シナプスは記憶や学習に関与していて，経験や体験，学習を記憶しています．それらのさまざまな刺激により脳が活性化されると，シナプスは太くなり，情報を伝わりやすくするなど変化します．これを「シナプスの可塑性」といいます．脳卒中などにより脳の限局した領域に損傷を受けた場合，反復訓練を行うことで，脳内では神経組織の再構成が起こり，新しいネットワークがつくられ，損傷部位の機能を代償します．可塑性の発現度，機能の回復度は個人により異なりますが，脳は損傷を受けても回復する能力をもっているのです[2]．

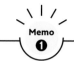

シナプスって何？

シナプスとは神経細胞と神経細胞との接続部のことをいいます（**図**5-2-1）.
脳は神経細胞（ニューロン）と神経膠細胞（グリア細胞）という2種類の細胞から構成されています. 神経細胞は脳内に10％程度, 約1,000億個以上存在しています. 神経細胞は軸索と樹状突起とよばれる2種類の突起を伸ばし, 外界からの感覚情報を脳に伝えたり, 運動指令を末梢器官に送るなど, 情報処理や興奮を伝達する働きを担っています. この情報は電気信号として, 神経細胞の長い軸索を通り神経終末に送られ, 他の神経細胞との接合部であるシナプスで, 化学物質（神経伝達物質）により伝達されます. シナプスは神経細胞の1万倍あるといわれています. 脳の機能はこのような神経細胞のネットワークにより成り立っています[2].

図5-2-1　**シナプス**

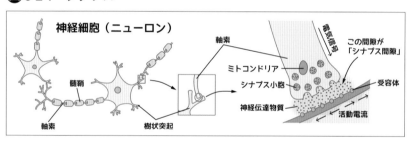

2. チーム医療による, 安全に配慮した効果的なアプローチ

　脳卒中は生命予後や機能予後に影響を及ぼす重大な疾患です. 急性期ではペナンブラの発生（第4章174頁「2　脳梗塞の治療」参照）や脳循環自動調節能の障害（第3章117頁「1. 脳血流の自動調節能」参照）, 脳卒中発症後1週間以内に起こりやすい脳浮腫による頭蓋内圧亢進症状（第3章114頁「1　頭蓋内圧（ICP）の管理」参照）などを念頭におき, リハビリテーションを行う必要があります.

　患者の状態変化をとらえ, 安全に配慮した効果的なリハビリテーションを行うためには, 病状だけでなく栄養状態や褥瘡, 精神的側面など, チーム医療で総合的にアプローチすることが必要です（**図**5-2-2）.

図5-2-2　脳神経疾患リハビリテーションとチーム医療

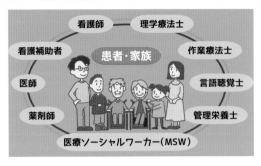

3．評価尺度を利用し情報の共有を図る

　チーム医療において，それぞれが専門的視点から患者を評価し，それらに基づいてリハビリテーションの計画が立案されます．そのため，チームで共通言語を確認しておくことは，多職種カンファレンスの質の向上につながります．その一つが評価尺度です（**表**5-2-1）．特に脳神経疾患患者のリハビリテーションで共通言語となる評価尺度として，FIMとICFの理解は重要です．

表5-2-1　覚えておきたい評価尺度（日本脳卒中学会脳卒中ガイドライン委員会・編：脳卒中ガイドライン 2021. 協和企画, p43, 2021より作成）

評価対象		評価尺度
機能障害	総合評価	ヒューゲルメイヤー評価（Fugl-Meyer Assessment；FMA）
		National Institutes Health Stroke Scale（NIHSS）
		Stroke Impairment Assessment Set（SIAS）
		脳卒中重症度スケール（Japan Stroke Scale；JSS）
	麻痺	ブルンストロームの回復段階（Brunnstrom Recovery Stage；BRS）
	痙縮	アシュワースケール（変法）(modified)Ashworth Scale；mAS）
活動制限	ADL	Functional Independence Measure（FIM）
		バーゼルインデックス（Barthel Index；BI）
参加制約	成果指標	modified Rankin Scale（mRS）
		Glasgow Outcome Scale（GOS）

FIM

　FIM（Functional Independence Measure）は日常生活動作（ADL）の介護量を測定することができ，他の評価尺度と比較し高い信頼性と

222

妥当性があるといわれています．運動項目と認知項目の計18項目で，各項目を1点～7点の7段階で評価します．リハビリテーションの臨床指標として，退院時FIMと入院時FIMを入院期間で割った「FIM効率」が提唱されています（**図5-2-3**）．

図5-2-3　FIM：機能的自立度評価法

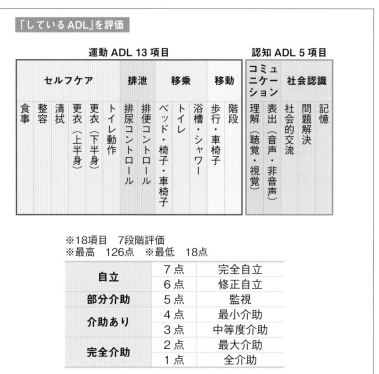

「している ADL」を評価

運動 ADL 13 項目				認知 ADL 5 項目	
セルフケア	排泄	移乗	移動	コミュニケーション	社会認識
食事／整容／清拭／更衣（上半身）／更衣（下半身）／トイレ動作	排尿コントロール／排便コントロール	ベッド・椅子・車椅子／トイレ／浴槽・シャワー	歩行・車椅子／階段	理解（聴覚・視覚）／表出（音声・非音声）	社会的交流／問題解決／記憶

※18項目　7段階評価
※最高　126点　※最低　18点

自立	7点	完全自立
	6点	修正自立
部分介助	5点	監視
介助あり	4点	最小介助
	3点	中等度介助
完全介助	2点	最大介助
	1点	全介助

ICF

ICF（International Classification of Functioning, Disability and Health）は，日本語では「国際生活機能分類」とよばれています．「生きることの全体像を示す共通言語」であり，障害というマイナス面の分類から，障害があっても「こうすればできる」という，その人の生活機能を周囲の環境などの広い視点でプラス面に視点を変換したもの

です (**図5-2-4**).

　ICFは1つの項目に対しかなり細かく項目があるので，ICFの実際を紹介するのは困難です．ここではざっくりとした考え方の例を記載します．

図5-2-4　ICF（国際生活機能分類）モデル

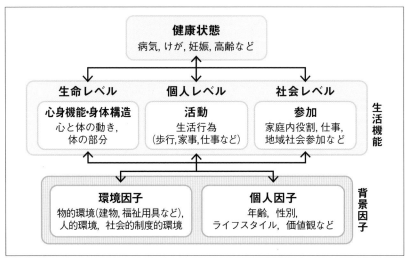

ICFは2001年5月の世界保健機関（WHO）総会において採択された．それまでの国際障害分類（ICIDH）が機能障害や社会的不利に関する分類であったのに対し，ICFは健康の構成要素に関する分類である．

ICF に基づく評価の例

車椅子のＡさん

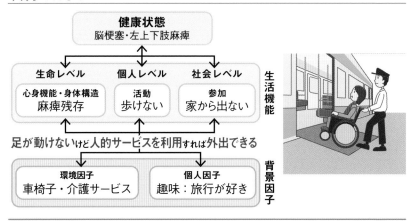

【引用・参考文献】

1）日本リハビリテーション医学会：市民のみなさまへ，主な疾患のリハビリテーション治療（脳卒中）.
　　2014 https://www.jarm.or.jp/civic/rehabilitation/rehabilitation_ol.html（2022/11/24閲覧）
2）酒井健雄，久光正・監：ぜんぶわかる脳の事典. 成美堂出版，pp18-29，2011

リハビリテーションの実際

❶急性期リハビリテーションの実際

　脳神経疾患の患者は，意識障害，運動麻痺，悪心・嘔吐など，さまざまな要因で離床することが困難な状況にあります．また損傷部位が同じでも，症状の出方や回復度は人それぞれです．重症の場合では，脳室ドレーンやICPセンサー，人工呼吸器などを用いた複数の治療が同時に行われることも多いです．

　しかし，臥床したままでいると，肺炎や褥瘡，深部静脈血栓症などの廃用症候群を起こす危険があります．また，長期臥床により，①循環器の調整機能が低下し，起立性低血圧を起こしやすい，②血流の停滞，血液凝固能の亢進などにより深部静脈血栓症の危険性が高い状況にあり，その予防には早期離床が大切です (**表5-3-1**)．

　超早期 (24時間以内) からの積極的介入 (座位，立位などのアプローチを頻繁にかつ多く実施) により，3か月後の予後良好例の割合が，通常のアプローチを実施した場合に比べ有意に高い[1] と報告されています．

　特に高齢者では短時間の安静臥床でも廃用症候群を生じやすく，回復には長い時間がかかります．患者の病態を把握し的確なタイミングで離床し，ADLを拡大していくことが重要となります．

表5-3-1　脳卒中早期リハビリテーションのエビデンスレベル(日本脳卒中学会脳卒中ガイドライン委員会・編：脳卒中ガイドライン2021. 協和企画, p48, 2021より引用)

1	十分なリスク管理のもとに, 早期座位・立位, 装具を用いた早期歩行訓練, 摂食・嚥下訓練, セルフケア訓練などを含んだ積極的なリハビリテーションを, 発症後できるだけ早期から行うことが勧められる(推奨度A, エビデンスレベル中)
2	脳卒中急性期リハビリテーションは, 血圧, 脈拍, 呼吸, 経皮的動脈血酸素飽和度, 意識, 体温などのバイタル徴候に配慮して行うよう勧められる(推奨度A, エビデンスレベル中)
3	早期離床を行う上では, 病型ごとに注意すべき病態を考慮しても良い(推奨度C, エビデンスレベル中)

※昏睡, 神経徴候の進行, クモ膜下出血, 脳内出血, 重度の起立性低血圧, 急性心筋梗塞がある場合にはリハビリテーションの開始を遅らせる.

1. 安全な離床

　リハビリテーションの実施においては, ドレーン・器械などの知識や手技を理解するとともに, 脳だけでなく呼吸器・循環器の動態など全身状態を観察し, 患者の病態を総合的に判断し, チームで情報共有し, チーム医療で安全に実施することが重要です (**図5-3-1**). これらを行うことは容易なことではありませんが, 廃用症候群の予防には必要です.

　脳卒中は脳循環自動調節能を障害し, 脳血流量は血圧に依存するようになります. 血圧が上昇すると脳血流量も上昇し, 結果として頭蓋内圧が上昇するため, 頭蓋内圧亢進の危険性が高くなります[2]. 脳循環自動調節能の修復には2〜3週間を要するため, その期間は頭蓋内圧亢進を予防することが重要です. 循環器動態に負荷がかかっても, 病態の悪化がない場合は生活行動の段階的拡大は可能ですが, 医療チームで確認しながら進めていくことが大切です.

　人工呼吸器が装着されていたり, 気管挿管の状態でも, チームでかかわることで離床を行うことは可能です. リスク管理を行い, 段階的に患者を起こしていきます (**図5-3-2**).

図5-3-1　早期離床のメリットと安静のメリット

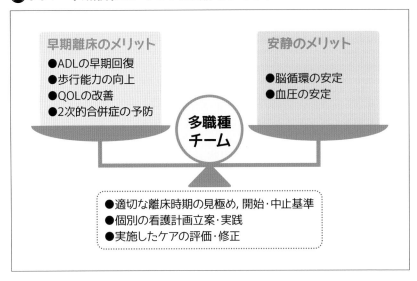

図5-3-2　複数人で安全に早期離床を行う

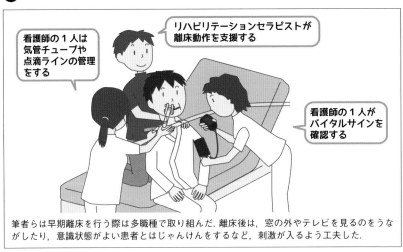

筆者らは早期離床を行う際は多職種で取り組んだ．離床後は，窓の外やテレビを見るのをうながしたり，意識状態がよい患者とはじゃんけんをするなど，刺激が入るよう工夫した．

2. 適切なリハビリテーション開始・中止の見極め

　『脳卒中治療ガイドライン』では「遅くても24〜48時間までには病態に合わせたリハビリテーションの計画を立案し，安全性に配慮した上で

早期からのリハビリテーションを実施する」[1]必要があるとしています．リハビリテーションの開始・中止は，バイタルサインなどを確認しながら，慎重に判断します．参考のため，アンダーソンの中止基準に準じる中止の目安例を掲載します[3]（**表5-3-2**）．

　血圧管理については第4章の各病態の項目を参照してください．リハビリテーションは運動を負荷していくものであるため，循環器の観察は重要です．

　昏睡，神経徴候の進行，クモ膜下出血，脳内出血，重度の起立性低血圧，急性心筋梗塞がある場合には，リハビリテーションの開始を遅らせます．

表5-3-2　アンダーソンの中止基準に準じる中止の目安例(林　泰史，中江暁也・編著：脳卒中のリハビリテーション．インターメディカ，p57，2020より引用)

	訓練を行わないほうがよい場合	途中で訓練を中止する場合	訓練を一時中止し回復を待って，再開する場合
脈拍	安静時脈拍120/分以上	脈拍数140/分以上に上昇	脈拍数が運動前の30%以上に上昇したものが2分間の安静で10%以下に戻らない場合は，以後の訓練を中止するか，または極めて軽労作のものに切り替える．脈拍数が120/分以上から以下に減少した場合．
血圧	拡張期血圧120mmHg以上収縮期血圧170mmHg以上	収縮期血圧40mmHg以上，または拡張期血圧20mmHg以上値が上昇した場合．	拡張期血圧120mmHg以上から以下に減少した場合．収縮期血圧170mmHg以上から以下に減少した場合．
所見	新鮮心筋梗塞，約2週間以内のもの，うっ血性心不全の所見の明らかなもの，労作性狭心症を有するもの．	期外収縮の出現10回/分以上，または頻脈性不整脈(心房細動，上室性または心室性頻脈など)，あるいは徐脈性が出現した場合．	期外収縮の出現が10回/分以下に減少した場合．SpO_2 90%以下から以上に回復した場合．
症状	心房細動以外の著しい不整脈，訓練前すでに動悸・息切れのあるもの．	中等度の呼吸困難，めまい，嘔気，狭心痛などが出現した場合．	胸痛など，出現した狭心症症状が消失した場合，軽い動悸・息切れが消失した場合，出現しためまい・嘔気が消失した場合．
体温	発熱>37.5℃		

3．リハビリテーション実施上のポイント

・寝返り，座位，セルフケアなどの自動運動から開始します．

- 高齢者ではベッドサイドでの体位変換と良肢位，関節可動域訓練，座位，立位，移乗，歩行などと，段階的に進めていきます．
- 関節拘縮予防として，ROM（関節可動域）訓練を体位変換時や清拭時に行います．体位変換は1日数回行いますので，肩関節，股関節・膝関節などと分けて実施するのもよいです．1動作5～10秒くらい，5～10回が目安です．
- 体位変換で，脊柱の生理的湾曲を維持するためには，頭部や頸部，背部とベッドマットの間に隙間をつくらないことです．ポジショニング枕などを使用し，隙間を埋めます．
- 座位訓練については，端座位の訓練基準（**表5-3-3**）がありますが，頭蓋内圧に変化がなく症状が安定している場合は，意識状態にかかわらず早期より端座位を行います．その際は，訓練の前・中・後のバイタルサインや表情や顔色などの観察を行います．
- バランス訓練ではときどきスタッフによる身体の支えを止め，患者本人が自力でバランスを取るよう促します（ベッド柵をつかんでもらう，ベッドマットに手をつけてもらうなど）．

表5-3-3　端座位の訓練基準（岡村優子，他・編：脳神経ナース必携 新版 脳卒中看護実践マニュアル．p37，メディカ出版，2015を参考に作成）

1	意識障害，運動障害，ADLの障害などの病状の進行がとまっていること
2	意識障害が JCS で I 桁であること
3	全身状態（バイタルサイン）が安定していること

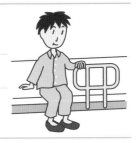

❷回復期リハビリテーションの実際

『脳卒中治療ガイドライン 2021』（日本脳卒中学会，2021）における，回復期リハビリテーションのエビデンス・推奨レベルは**表5-3-4**に

示したとおりです．回復期における訓練時間の確保や，軽度歩行障害患者に対する有酸素運動・筋力増強訓練の重要性が高まっています．

　回復期のリハビリテーションは患者が「生活する」「自立する」ことをイメージし，急性期で行ってきた「起きる身体づくり」をより生活に密着させたものにし，ADL（日常生活動作）向上による寝たきりの防止とともに家庭復帰や社会復帰を目的としたリハビリテーションを行います．食事，移動，排泄，着替え・整容，入浴など，日常生活を自力で行えるようになることが目標です．

　一方，ADLが向上するとともに，動けることでのさまざまなリスクが発生します．そのため医療安全対策を徹底します．

　病院で働いている看護師は退院した患者を看護する機会はありませんが，障害が残ってもその人らしく生きてもらいたいと願っていることには変わりはありません．脳の可塑性を生かすためには繰り返しが大事です．患者があきらめずに根気よく続けられるように動機づけを行います．

表5-3-4　回復期脳卒中患者に対するリハビリテーションのエビデンスレベル・推奨度（日本脳卒中学会脳卒中治療ガイドライン委員会・編：脳卒中治療ガイドライン 2021. 協和企画, p254, 2021より引用）

1	回復期脳卒中患者に対して，日常生活動作（ADL）を向上させるために，もしくは在宅復帰率を高めるために，多職種連携に基づいた包括的なリハビリテーション診療を行うことが勧められる（推奨度A，エビデンスレベル中）
2	回復期において，訓練時間を長くすることは妥当である（推奨度B，エビデンスレベル中）
3	歩行障害が軽度の患者に対して，有酸素運動や筋力増強訓練を行うことが勧められる（推奨度A，エビデンスレベル高）

1．病棟での時間を有効活用したリハビリテーション

　リハビリテーションを行う時間は1日最大9単位＝3時間（1単位＝20分）です（**Memo❶**）．1日は24時間，病院の起床時間を6時，就寝時間を21時とすると，リハビリテーションの時間を除く病棟での時間は13時間となります．もちろん13時間常に活動するわけではありませんが，この

「病棟での13時間」をいかに有効活用できるかが重要となってきます．

　機能の回復が実際の生活行動につながるようリハビリテーションセラピストと話し合い，早期よりトイレでの排泄や着替えなどを行っていきます**（Memo❷）**．1つのことにおける一連の動作を全部できなくてもいいのです．座ることが可能なら，トイレに行くことから始めます．

　少しでも患者自身でできる部分があるなら，行ってもらいます．そして，できていることを患者に伝えましょう．患者の生活そのものがリハビリテーションです．

回復期リハビリテーション病棟での入院期間
—

回復期リハビリテーション病棟へ入院する対象者は厚生労働省が疾患などの条件や入院期間を定めています．対象疾患ごとに入院期間は定められており脳血管疾患や頸髄損傷などは，最大で入院期間180日となっています．

日中着と病衣を分ける
—

入院に際しては，患者になるべく私服を持ってきていただき（病院で日中着を契約できることが多いです），起床後は日中着で生活し，日常生活にメリハリをつけてもらいます．
着替えという行為には座ること，立つこと，どこに手を通すのか，手指の巧緻動作（ボタンをとめる）などあらゆる機能が必要になります．

2．患者自身が積極的にリハビリテーションに取り組めるよう支える

　患者は，退院後は自分自身で生活していきます．家族が代わってあ

げたいと思っても，すべてで叶うことはありません．だからこそ，患者自身が積極的にリハビリテーションに取り組めるよう，看護師は先を見据えて，過介助にならず，でも患者・家族の気持ちに寄り添ってリハビリテーションや入院生活を支援することが大切です．

3．脳卒中後うつに配慮する

　脳卒中後うつはADL（日常生活動作）や認知機能を障害し，発症1年後まで継続することも少なくありません．気分が落ち込むと食欲も低下し活動も低下します．回復期においても，チーム医療で多方面から患者にアプローチし，脳卒中後うつに配慮する必要があります．

4．回復期リハビリテーション病棟での医療安全対策

　回復期では，ADLが向上するとともに，さまざまなリスクが発生します．臨床で起こりうるリスクとして，以下の3点がよくあげられます．

1）転倒・転落

　転倒・転落の予防は優先度が高いと思われます．ADLが向上してくると，患者が思っている回復度と実際の身体機能が適合せず，転倒・転落につながることが多くあります[2]．

　転倒・転落の発生には，運動機能障害や高次脳機能障害など患者側の要因だけでなく，薬剤，環境の変化やベッドの高さなどの外的要因もあります．事前に転倒・転落リスクの程度を評価するアセスメントシートを活用している病院は多いと思われますが，そうした情報を共有し，チーム医療で予防していくことが必要です．

　臨床では排泄関連の転倒・転落が多いといわれます．排泄日誌から排泄時間などをアセスメントし，飲水時間や巡回時間の検討や，ベッドの位置とトイレまでの動線などを工夫します．

排泄関連の転倒予防の例

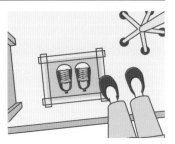

- トイレとベッドの道のりに赤いビニールテープを貼って誘導する（迷ってフラフラと歩いている間に転んでしまうのを予防）
- 運動靴の絵を床に貼り，置く位置を決める（運動靴を探しているうちに落ちたり転んでしまうのを予防）
- 夜間はポータブルトイレにする

2）点滴や経鼻胃管などチューブ類の誤抜去

　意識障害や高次脳機能障害などから点滴類の必要性について患者が理解困難で，誤抜去してしまうことがあります．対応として，やむを得ずミトン手袋といった身体拘束をする場合がありますが，解除できるよう定期的に評価することが重要です．

　経鼻胃管をしている患者では，経管栄養注入時に抜去すると誤嚥性肺炎などを起こす可能性があります．そのため患者の視界にチューブ類が入らない位置に置く，少しでも気にならないように細いチューブを使用するなどの対応を行います．

　しかし一番の対策はなんといっても，経口摂取に移行できることです．口から「食べる」ためには覚醒していることが重要です．このことからも，急性期からの早いアプローチが，のちのちにも影響することがわかります．口腔ケア，摂食嚥下訓練など食べる機能を向上させる支援を行います．

　チューブ類を「抜かないようにする」対応も必要ですが，同時に「食べる」という選択肢を常に頭にもつことを忘れず，言語聴覚士（ST）との情報共有を密に行っていきます．

誤抜去の予防例

患者の視界に入らない位置にチューブ類を置く，細いチューブを使用する，経管栄養注入時は車椅子に移乗し，近くで見守る，などの対応を行う

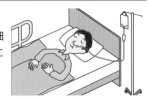

3）内服自己管理における誤薬

　脳卒中発作の退院後，服薬アドヒアランスは急激に低下します．自宅退院が目標となる場合，正しい服薬は再発予防においても不可欠です（**表**5-3-5）.

　服薬行為が可能であるかの判断には，認知機能や運動機能の評価が必要であるため，セラピストと協働し，服薬支援を進めていくことが大切です．

　例えば，お皿の上に出して1錠ずつ飲む，ハサミを使って薬袋を開封する，特に高次脳機能障害がある患者には，薬剤を変更し1日1回の服薬にするなど，また家族が内服管理する場合は，介護する家族と一緒に薬剤指導を行うなど，の工夫があげられます．

表5-3-5　脳卒中ガイドライン2021における服薬アドヒアランス

（日本脳卒中学会脳卒中治療ガイドライン委員会・編：脳卒中治療ガイドライン 2021. 協和企画, p252, 2021より引用）

服薬アドヒアランスの低下は，脳卒中のリスク管理を不十分とし再発予防薬の効果を減弱させるため，脳卒中を有意に増加させる．さまざまな工夫によって亜急性期以後も服薬アドヒアランスを高く維持することが再発予防の上で勧められる（推奨度A，エビデンスレベル高）

服薬支援の例

・お皿の上に出して1錠ずつ飲む
・ハサミを使って薬袋を開封する
〈高次脳機能障害がある患者の場合〉
・薬剤を変更し1日1回の服薬にする
・家族が内服管理する場合は，介護する家族と一緒に薬剤指導を行う，など

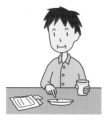

【引用・参考文献】
1）　日本脳卒中学会脳卒中治療ガイドライン委員会・編：脳卒中治療ガイドライン 2021. 協和企画, pp43-49, p252, p254, p285, 2021
2）　田村綾子，他・編：脳神経ナース必携 新版 脳卒中看護実践マニュアル. メディカ出版, pp284-356, pp372-374, 2015
3）　林　泰史，中江暁也・編著：脳卒中のリハビリテーション―急性期・回復期・生活期のリハビリ訓練. インターメディカ, p57, 2020

索引 INDEX

238

※追加情報がある場合は弊社ウェブサイト内「正誤表／補足情報」のページに掲載いたします.
https://shop.miwapubl.com/user_data/supplement

わかる・できる脳神経疾患の看護トータルガイド
脳画像によるアセスメントから疾患の理解, 全身管理, リハビリテーションまで

発　　　行　2023年3月10日　第1版第1刷 ©
監　　　修　卯野木　健
編　　　著　鎌田　佳伸
発　行　者　青山　智
発　行　所　株式会社三輪書店
　　　　　　〒113-0033東京都文京区本郷6-17-9
　　　　　　本郷綱ビル
　　　　　　TEL：03-3816-7796　FAX：03-3816-7756
　　　　　　http://www.miwapubl.com
本文デザイン・装丁　新家崇文（有限会社エム・サンロード）
印　刷　所　シナノ印刷株式会社

ISBN978-4-89590-773-6 C3047